Hans-Michael Hackenberg · EKG-Übungsbuch

Hans-Michael Hackenberg

EKG-Übungsbuch

mit 70 typischen EKG aus Klinik und Praxis
einschließlich der ausführlichen Beurteilung
sowie eines speziellen EKG-Lineals
zur „routinemäßigen" Auswertung.

2., überarbeitete Auflage

Jungjohann Verlagsgesellschaft · Neckarsulm · Stuttgart

CIP-Titelaufnahme der Deutschen Bibliothek

Hackenberg, Hans-Michael:
EKG-Übungsbuch: mit 70 typischen EKG aus Klinik und Praxis einschließlich der ausführlichen Beurteilung sowie eines speziellen EKG-Lineals zur „routinemäßigen" Auswertung / Hans-Michael Hackenberg. – 2. Auflage – Neckarsulm: Jungjohann, 1992
ISBN 3-8243-1251-4

Alle Rechte vorbehalten

1. Auflage Januar 1984
2., überarbeitete Auflage Januar 1992

© 1992 Jungjohann Verlagsgesellschaft mbH, Neckarsulm, Stuttgart

Das Werk einschließlich aller seiner Teile ist urheberrechtlich geschützt. Jede Verwertung außerhalb der engen Grenzen des Urheberrechtsgesetzes ist ohne Zustimmung des Verlages unzulässig und strafbar. Dies gilt insbesondere für Vervielfältigungen, Übersetzungen, Mikroverfilmungen und die Übertragung auf elektronische Datenträger.

Druck: Druckhaus Schwaben, Heilbronn
Umschlaggestaltung: Schäffler & Renz, Ulm · Lübeck

Printed in Germany

Vorwort zur 2. Auflage

Trotz zunehmender Automatisierung der EKG-Auswertung sind Grundkenntnisse in der Technik der EKG-Interpretation auch heute noch Voraussetzung für den praktizierenden Arzt. Das EKG ist nach wie vor das wichtigste Hilfsmittel zur Beurteilung von Herzerkankungen.
Viele Studenten haben oft erst während des klinischen Einsatzes im Praktischen Jahr die Möglichkeit sich regelmäßig in der EKG-Befundung zu üben. Dieses Buch ermöglicht es, sich anhand von Routine-EKGs aus Klinik und Praxis bereits vorher einige Erfahrung in der EKG-Befundung anzueignen. Es enthält vorwiegend pathologische EKGs, dennoch handelt es sich meist nicht um spezielle oder seltene EKG-Veränderungen, sondern eben um EKGs, wie man sie in Ambulanz und Praxis häufig findet.

Das Buch erhebt keinen Anspruch auf Vollständigkeit und will auch keine Übersicht über pathologische EKG-Veränderungen anbieten. Es ist lediglich ein Übungsbuch.

Die EKGs wurden mit einer Papiergeschwindigkeit von 50 mm/s aufgezeichnet. Die Ableitungen sind geeicht (1 cm bzw. 10 kleinste Kästchen entsprechen 1 mV). Aus Platzgründen mußten die Aufzeichnungen verkleinert werden. Auch wurden die Eichzacken aus diesem Grund nicht dargestellt. Um eine Auswertung der EKGs zu ermöglichen, wird ein maßstabsgerecht angepaßtes EKG-Lineal mitgeliefert. Zum Umgang mit diesem Lineal: Siehe Gebrauchsanweisung für EKG-Lineal. Bei einigen EKGs ist die Frequenz so niedrig, daß das Lineal zum Ausmessen nicht ausreicht. In diesem Fall muß die Frequenz anhand der QRS-Komplexe pro Sekunde (50 kleinste Kästchen) errechnet werden. Solche Frequenzberechnungen können auch im klinischen Alltag notwendig werden, obwohl viele EKG-Automaten die Frequenz bereits ausdrucken.

Die für jedes EKG erstellte Musterbeurteilung ist unverbindlich und soll als Kontrolle und Anregung dienen. Ich bitte dabei zu beachten, daß viele EKG-Veränderungen nicht eindeutig zu interpretieren sind. Oft ergeben sich erst gemeinsam mit den klinischen Symptomen Hinweise auf eine mögliche Diagnose. Bei vielen EKG ist es deshalb sinnvoll nur die Veränderungen zu beschreiben ohne sie zu bewerten.

Zu jedem EKG findet der Leser eine Anmerkung, in der die Veränderungen näher erläutert und wichtige Fakten zum EKG-Befund vermittelt werden.

Schließlich werden zu jedem EKG Hinweise auf die klinischen Befunde des Patienten gegeben.

Um letztlich die gewonnene Erfahrung auch an Original-EKGs anwenden zu können, hat sich der Verlag entschlossen, dem Buch zusätzlich ein Original-EKG-Lineal beizulegen.

Besonderen Dank möchte ich meinem früheren Kollegen aus der Medizinischen Poliklinik der Universität Heidelberg Dr. med. Karl-Heinz Munderloh aussprechen. Durch seine Anregungen und seine Kritik wurde mir die Überarbeitung der 1. Auflage wesentlich erleichtert.

Mundelsheim, im Januar 1992   Hans-Michael Hackenberg

Gebrauchsanweisung für EKG-Lineal

Messung der Pulsfrequenz
Die obere Skala dient der Messung der Pulsfrequenz. Zur Messung wird das EKG-Lineal so auf den EKG-Streifen gelegt, daß der Pfeil am linken Rand der Pulsfrequenzskala auf eine R-Zacke zu liegen kommt. Dann zählen Sie drei R-Zacken nach rechts. Die Zahl über der dritten R-Zacke wird abgelesen und gibt den Mittelwert der Pulsfrequenz aus drei Herzaktionen an. Achtung: bei absoluter Arrhythmie, z.B. bei Vorhofflimmern mit unregelmäßiger Überleitung, ist eine Messung über drei Herzaktionen nicht ausreichend.

PQ, QRS und QT
Die Messung erfolgt mit der zweiten Skala. Ein Teilstrich entspricht 0,02 s.

Millivoltage
Die senkrechte Skala mit der Eichung 1 mV = 10 mm bzw. 10 Teilstriche dient dem Ausmessen von ST-Streckenabweichungen sowie der P-, Q-, R- und S-Ausschläge.

Das EKG-Lineal ist, wie die in diesem Buch abgebildeten EKGs
verkleinert
und somit nicht zur Auswertung anderer EKGs geeignet!

Auf Wunsch des Autors ist jedem Buch zusätzlich ein
Original-EKG-Lineal beigelegt.

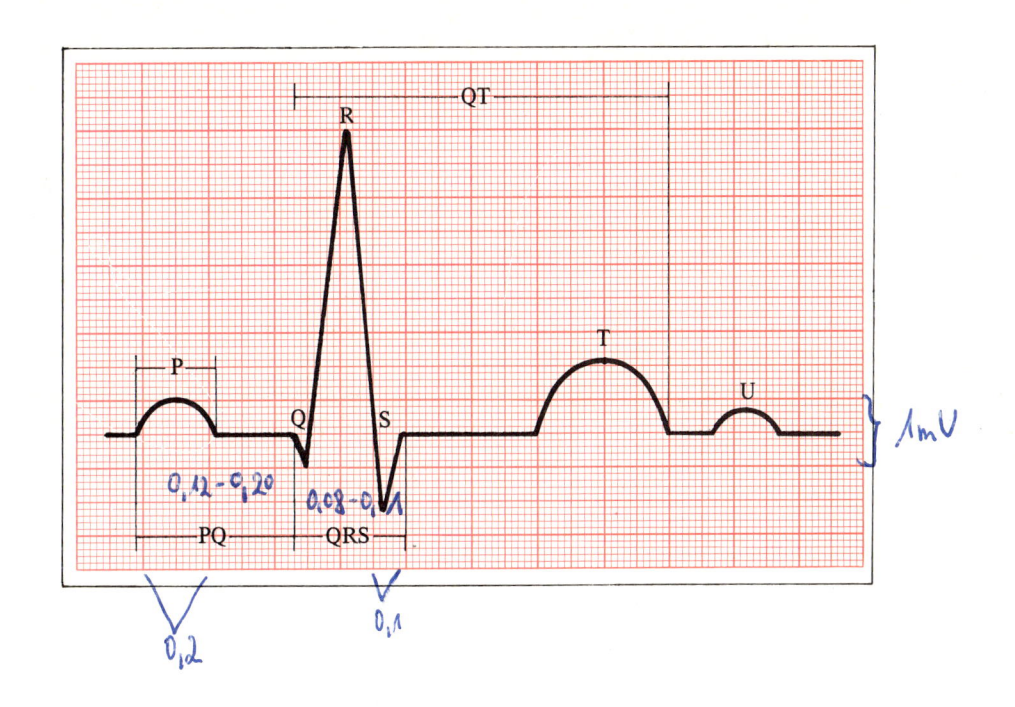

P: Breite bis 0,1 s; Höhe kleiner 0,25 mV

PQ: Dauer 0,12 - 0,20 s, abhängig von der Frequenz (f):

f	PQ	f	PQ
135	0,13	70	0,19
120	0,14	60	0,20
100	0,16	50	0,21
90	0,17	45	0,22
80	0,18		

QRS: mittlere Dauer 0,08 - 0,1 s; mittlere Amplitude in den Extremitätenableitungen 1 mV; mittlere Amplitude in den Brustwandableitungen 1-3 mV

QT: Dauer ist abhängig von der Herzfrequenz; zur Beurteilung wird ein Nomogramm bzw. eine Tabelle benutzt:

f	QT	f	QT
135	0,26	80	0,34
120	0,28	70	0,36
110	0,29	60	0,39
100	0,30	50	0,43
90	0,32	45	0,45

EKG 1

P: 0,1 s   PQ: 0,15 s   QRS: 0,09 s   QT: 0,37 s
Frequenz: 78/min   Lagetyp: Indifferenztyp
Rhythmus: Sinusrhythmus
Vorhoferregung: unauffällig
Kammererregung: ST-Senkung < 1 mV in Ableitung II und III.
Urteil: Unauffälliger Kurvenverlauf

Anmerkung: Eine ST-Senkung bis 1 mm (unterhalb der PQ-Strecke) in den Extremitätenableitungen I-III und linkspräkardial V4-V6 gilt als Normvariante.

Das EKG stammt von einem 24-jährigen Mann, der wegen eines Morbus Hodgkin mit Zytostatika behandelt wird. Eine Schädigung des Herzens ist bislang nicht erkennbar. Rö.-Thorax und Echokardiographie waren unauffällig.

I		aVR
II		aVL
III		aVF
V1		
V2		
V3		
V4		
V5		
V6		

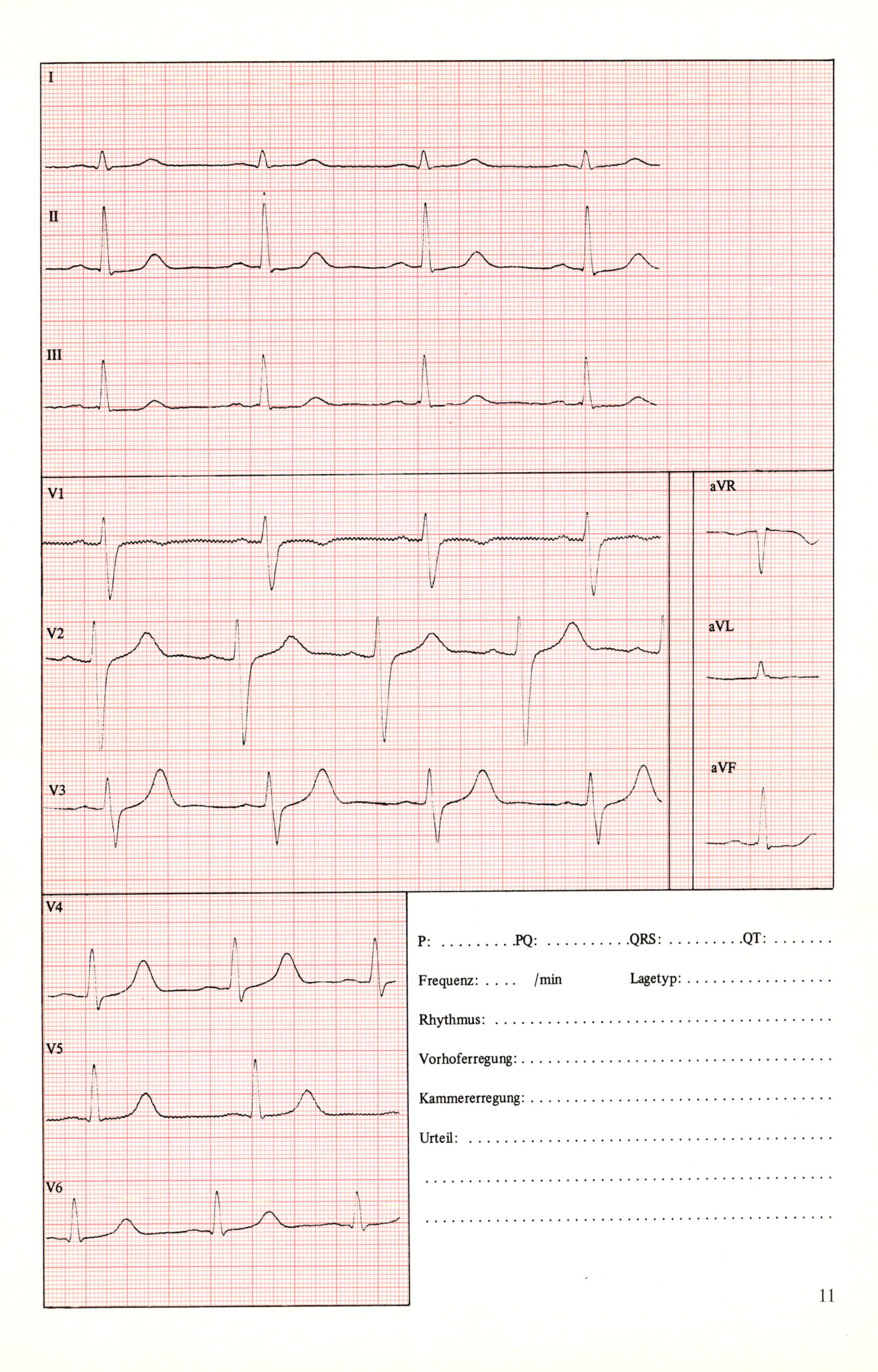

P: ....PQ: ....QRS: ....QT: ....

Frequenz: .... /min   Lagetyp: ....

Rhythmus: ....

Vorhoferregung: ....

Kammererregung: ....

Urteil: ....

....

....

EKG 2

P: ---- PQ: ---- QRS: 0,11 s QT: 0,32 s
Frequenz: 81 - 102/min Lagetyp: überdrehter Linkstyp
Rhythmus: absolute Arrhythmie
Vorhoferregung: Flimmern
Kammererregung: Tiefe S-Zacken in Ableitung II, III, aVF, V2 - V6.
Urteil: Absolute Arrhythmie bei Vorhofflimmern. DD: linksventrikuläre Kammerhypertrophie, linksanteriorer Hemiblock, Verdacht auf alten anteroseptalen Vorderwandinfarkt.

Anmerkung: Kennzeichen des linksanterioren Hemiblocks sind überdrehter Linkstyp, kleine R-Zacken und große S-Zacken in Ableitung II, II und aVF. Zeichen eines alten anteroseptalen Infarktes sind QS- bzw. Q-Zacken von V2 bis V4 und fehlende R-Progression. Eine verzögerte R-Progression kann jedoch auch Folge der Drehung der Herzachse bei LAH sein.

Das EKG stammt von einem 74-jährigen Mann mit insulinpflichtigem Diabetes mellitus und einem Magenkarzinom. An ein Infarktereignis kann sich der Patient nicht erinnern. Allerdings habe er häufig Schmerzen in der linken Thoraxhälfte.

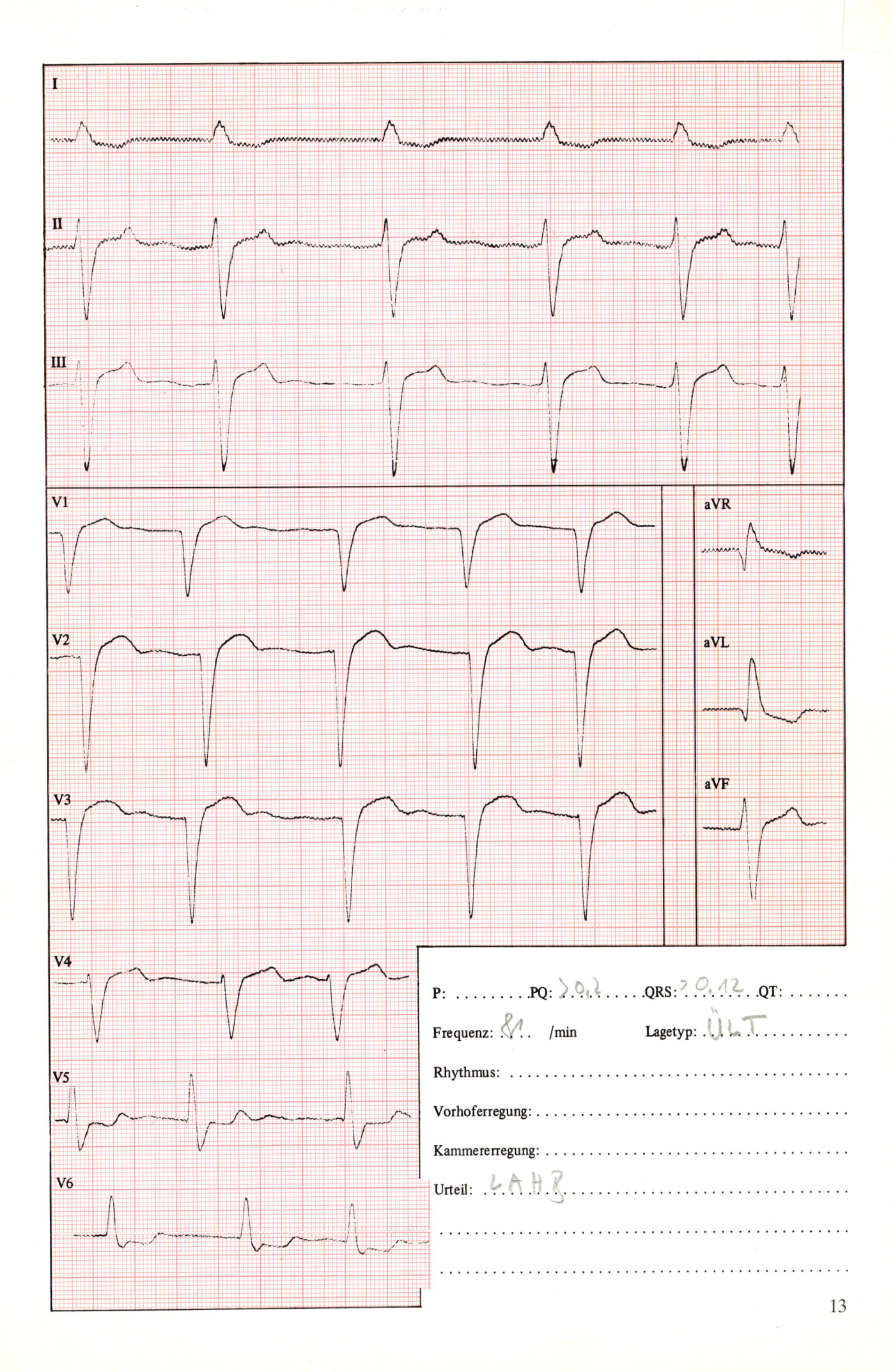

P:	PQ: >0,2	QRS: >0,12	QT:
Frequenz: 81 /min		Lagetyp: ÜLT	
Rhythmus:			
Vorhoferregung:			
Kammererregung:			
Urteil: LAHB			

EKG 3

P: 0,12 s   PQ: 0,18 s   QRS: 0,1 s   QT: 0,39 s
Frequenz: 73/min   Lagetyp: Indifferenztyp
Rhythmus: Sinusrhythmus
Vorhoferregung: P in Ableitung I, II, V3 - V6 zweigipflig, in Ableitung V1 biphasisch.
Kammererregung: Deszendierende ST-Strecken mit präterminal negativen T-Wellen in Ableitung I, II, III, aVF, V3 - V6 (um 0,4 mV in V5).
Urteil: Innenschichtalteration bei Koronarinsuffizienz. DD: Digitalisimprägnation.

Anmerkung: Bei der Koronarinsuffizienz macht sich eine mangelhafte Sauerstoffversorgung des Herzmuskels besonders in der Innenschicht des Myokards bemerkbar. Die elektrische Aktivität in der Innenschicht nimmt ab. Im Zustand der Vollerregung ist die Innenschicht demnach der Außenschicht gegenüber relativ positiv: Die Erregung verläuft daher in den frontalen und den präkardialen Ableitungen von der Elektrode weg und führt somit zu einer Senkung der ST-Strecke. Ursachen für eine ST-Senkung können neben Koronarinsuffizienz Digitaliseinwirkung, Kammerhypertrophie und Linksschenkelblock sein

Das EKG stammt von einem 48-jährigen Patienten, der häufig über präkardiale Schmerzen klagt. Ein Belastungs-EKG war eindeutig positiv, durch die Digitalisierung war die Aussagekraft jedoch eingeschränkt. Im Koronarangiogramm zeigte der Patient dann aber doch multiple Gefäßunregelmäßigkeiten ohne höhergradige Stenosen. Der Digoxinspiegel lag im Normbereich.

I					

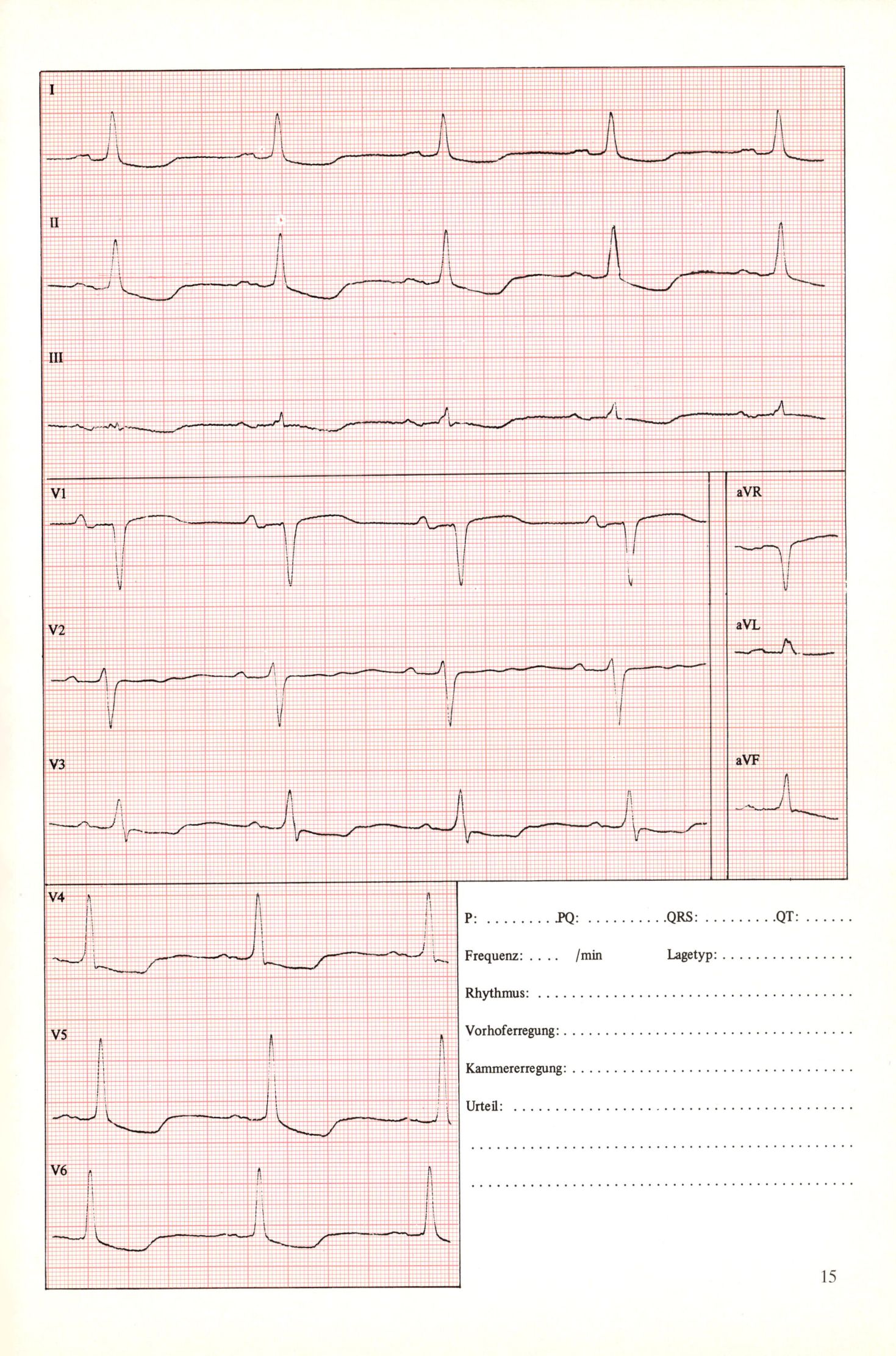

II					

III					

V1					aVR
V2					aVL
V3					aVF

V4		
V5		
V6		

P: .... PQ: .... QRS: .... QT: ......

Frequenz: .... /min   Lagetyp: ....

Rhythmus: ....

Vorhoferregung: ....

Kammererregung: ....

Urteil: ....

....

....

EKG 4

P: 0,09 s   PQ: 0,14 s   QRS: 0,09 s   QT: 0,39 s
Frequenz: 60 - 65/min Lagetyp: Steiltyp
Rhythmus: Sinusrhythmus
Vorhoferregung: unauffällig
Kammererregung: Sinusarrhtyhmie; angehobene ST-Streckenabgänge und überhöhte T-Wellen in V2 - V6
Urteil: Unauffälliger Kurvenverlauf bei Sinusarrhythmie bzw. respiratorischer Arrhythmie, Vagotonie-EKG

Anmerkung: Eine Schwankung des Sinusrhythmus infolge der Atmung findet sich häufig bei Jugendlichen, Sportlern und Vagotonikern, häufig auch bei vegetativer Labilität. Davon zu trennen sind die atmungsunabhängigen Sinusarrhythmien, die man bei Koronarinsuffizienz, Hypertonie, manchen Infektionskrankheiten sowie bei Digitalisintoxikation finden kann.

Das EKG stammt von einer 19-jährigen Frau mit Ductus Botalli apertus. Nach dem Herzkatheterbefund liegt ein 20%iges Shuntvolumen vor. Die Patientin klagt über geringfügige Belastungsdyspnoe.

I				
II				
III				

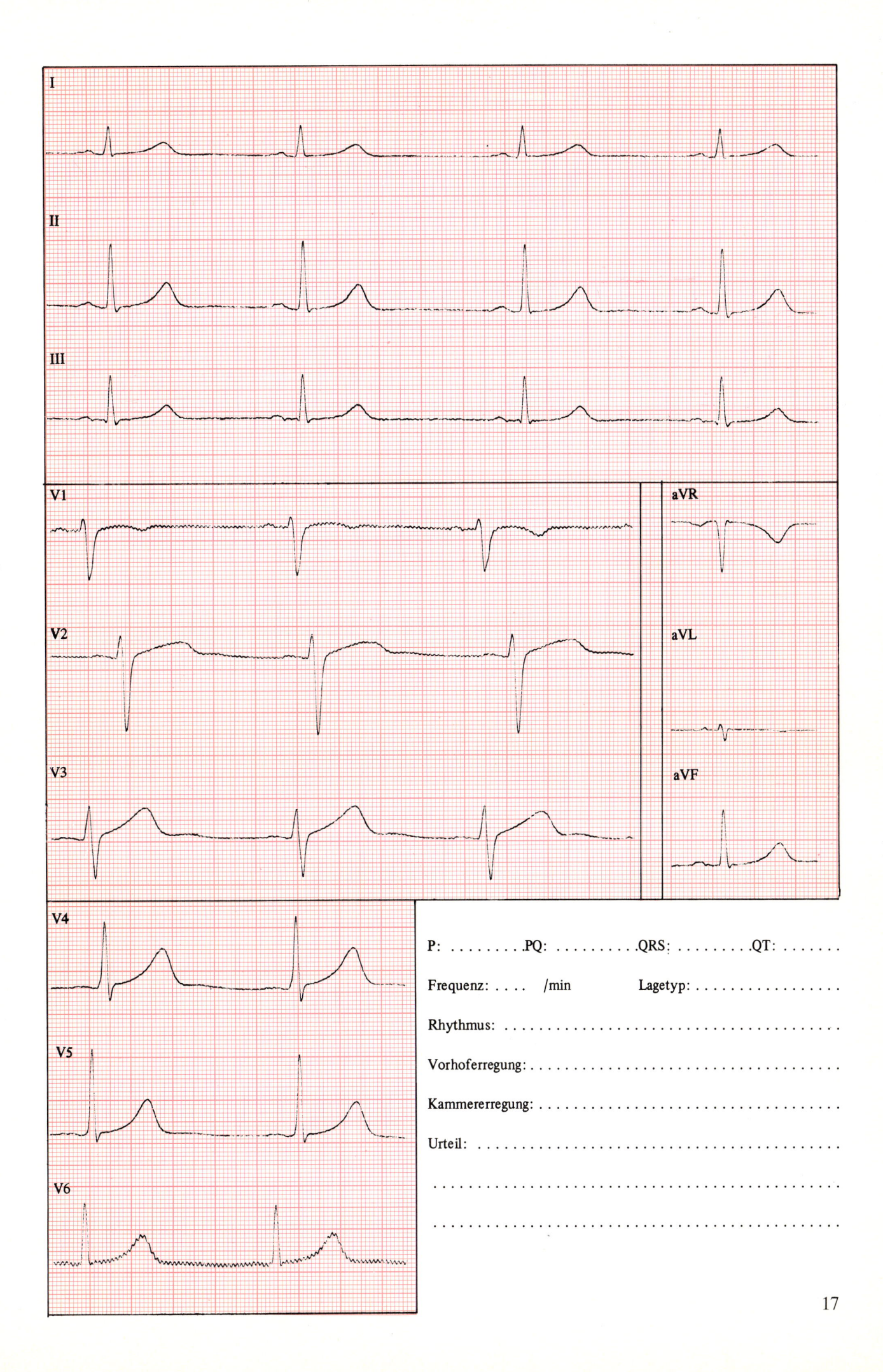

V1	aVR
V2	aVL
V3	aVF

V4
V5
V6

P: .... PQ: .... QRS: .... QT: ....

Frequenz: .... /min   Lagetyp: ....

Rhythmus: ....

Vorhoferregung: ....

Kammererregung: ....

Urteil: ....

....

....

EKG 5

P: 0,1 s   PQ: 0,15 s   QRS: 0,08 s   QT: 0,38 s
Frequenz: 79/min   Lagetyp: Indifferenztyp - Linkstyp
Rhythmus: Sinusrhythmus
Vorhoferregung: unauffällig
Kammererregung: Q-Zacken bzw. QS-Zacken in den Ableitungen V1 - V5. ST-Hebung bis 0,2 mV von V1 - V4. Flache T-Wellen. Fehlende R-Progression bis V4. Kleine Q-Zacken in Ableitung II, III und aVF.
Urteil: Anteroseptaler Vorderwandinfarkt. Nach den noch vorhandenen ST-Hebungen liegt ein relativ frisches Stadium vor.

Anmerkung: Ursache des anteroseptalen Vorderwandinfarktes ist ein Verschluß oder eine höhergradige Stenose eines Diagonalastes der linken Koronararterie bzw. eines Seitenastes des Mittel- oder Endteils des Ramus interventricularis anterior.

Das EKG stammt von einer 55-jährigen überaus adipösen Frau (85 kg bei 158 cm Körpergröße). Hypertonus (um 180/110 mmHg). Einige Tage vor der Aufzeichnung des EKGs traten linkspräkardiale Schmerzen auf, die sich im weiteren Verlauf spontan besserten. CK und LDH waren erhöht und in den Folgetagen rückläufig.

P:	PQ:	QRS:	QT: ....

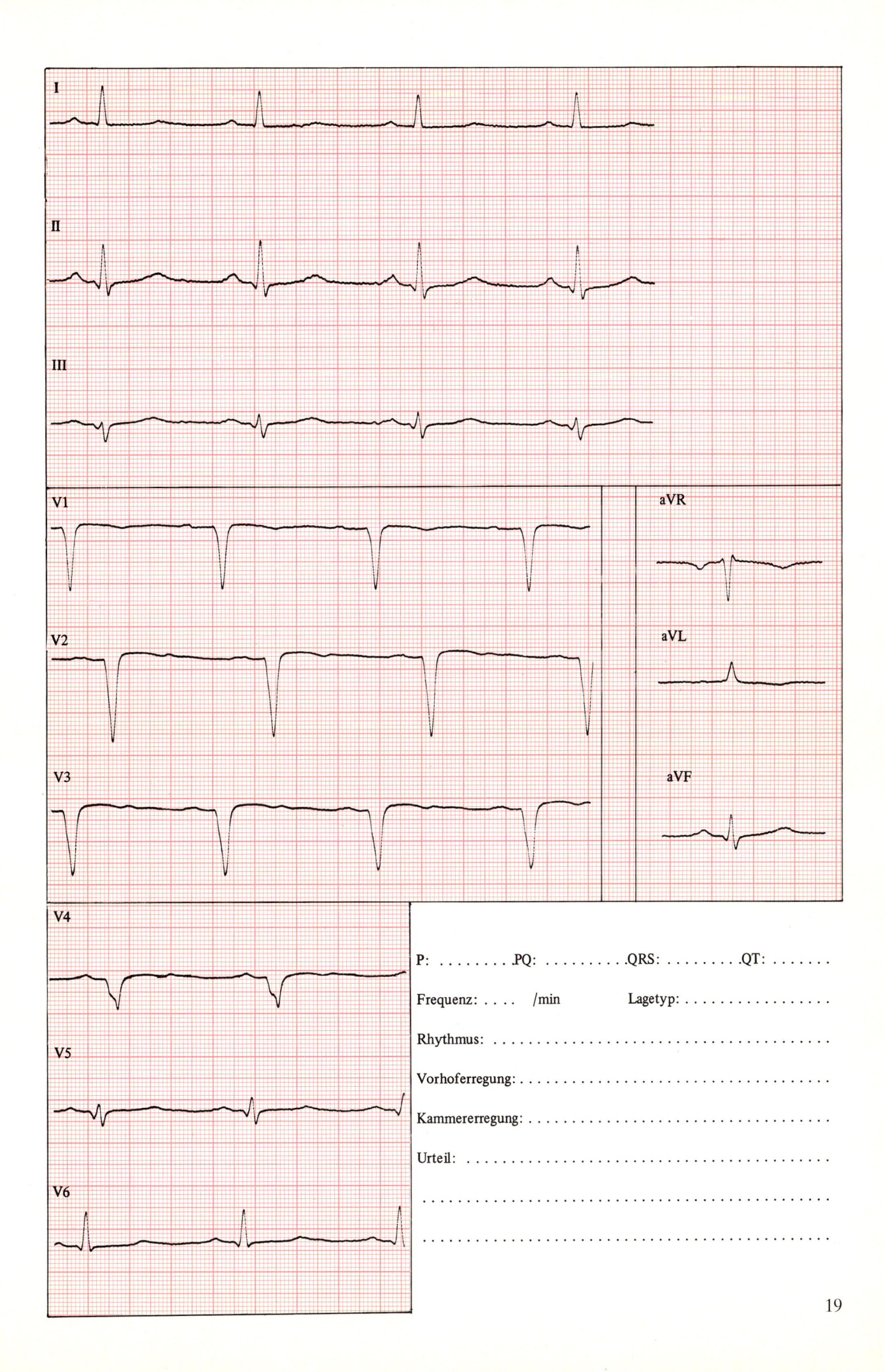

Frequenz: .... /min   Lagetyp: ....

Rhythmus: ....

Vorhoferregung: ....

Kammererregung: ....

Urteil: ....

....

....

19

EKG 6

P: 0,1 s PQ: 0,19 s QRS: 0,09 s QT: 0,39 s
Frequenz: um 78/min Lagetyp: Indifferenztyp
Rhythmus: Sinusrhythmus
Vorhoferregung: unauffällig, Vorhofextrasystolen
Kammererregung: Verschiebung der Übergangszone nach rechts (hohes R schon in V2)
Urteil: Vorhofextrasystolie, Drehung der Herzachse im Gegenuhrzeigersinn, ansonsten unauffälliger Kurvenverlauf

Anmerkung: Charakteristisch für Vorhofextrasystolen sind der normale QRS-Komplex, die etwas abnorm geformten P-Wellen und die Verspätung des nächsten vom Sinusknoten ausgehenden Erregungsimpulses (supraventrikuläre Extrasystolen stören gewöhnlich die normale Erregungsfolge aus dem Sinusknoten). Vorhofextrasystolen findet man häufig bei Koronarsklerose, Hyperthyreose und Mitralvitien, bzw. allgemein bei Druck- und/oder Volumenbelastung der Vorhöfe.

Das EKG stammt von einem 61-jährigen Mann, der besonders nachts über unklare Sensationen im Oberbauch klagte. Der Patient war nicht digitalisiert. Eine gastroenterologische Abklärung ergab keine Auffälligkeiten. Eine Hyperthyreose wurde ausgeschlossen. Für ein Mitralvitium gab es keinen Anhalt. Der Patient war körperlich voll belastbar, das Belastungs-EKG war völlig unauffällig. Die Zahl der Extrasystolen nahm unter Belastung nicht zu. Die Beschwerden wurden schließlich als psychosomatisch interpretiert.

P: ....PQ: ....QRS: ....QT: ....

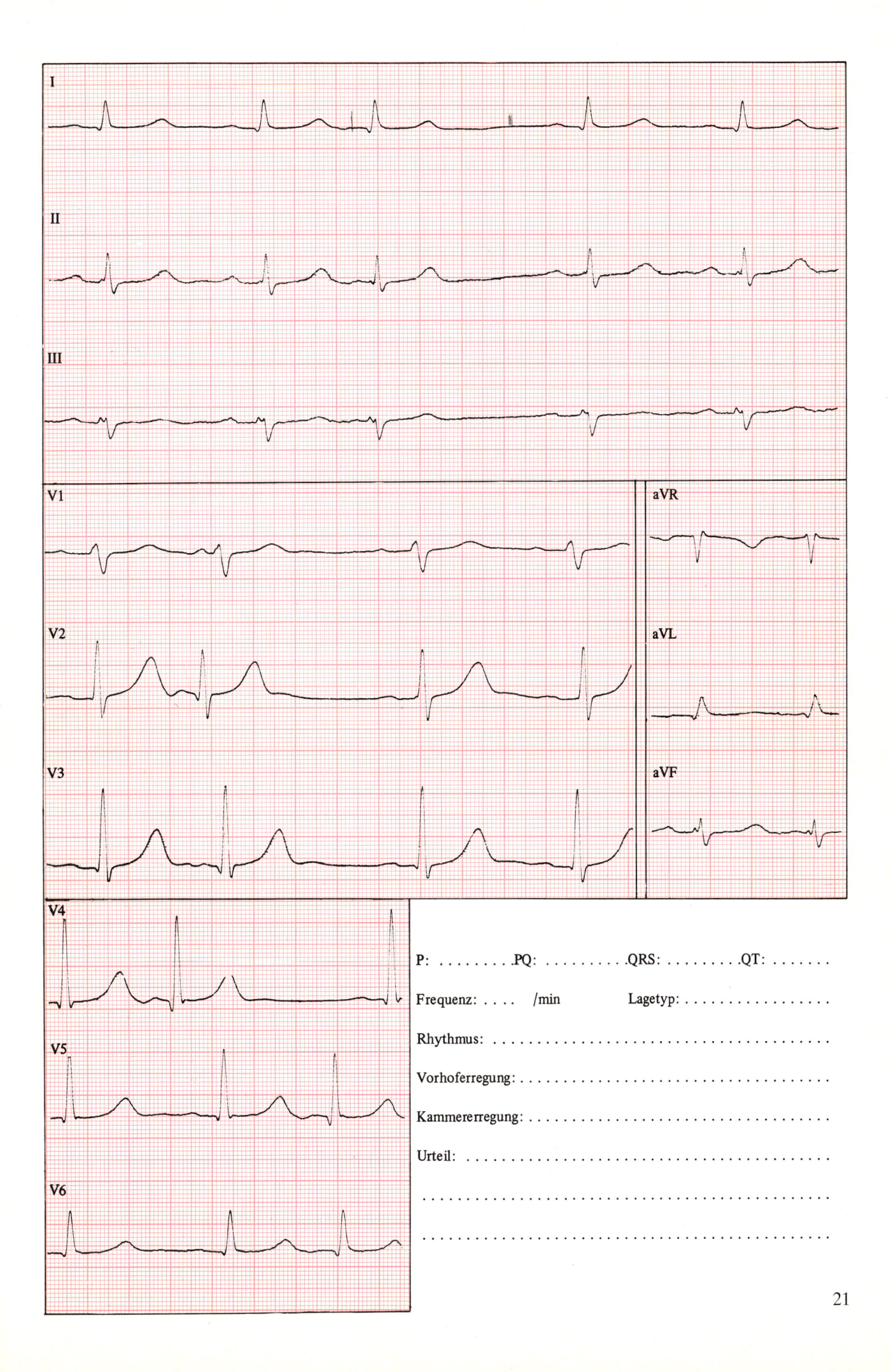

Frequenz: ...... /min   Lagetyp: ....

Rhythmus: ....

Vorhoferregung: ....

Kammererregung: ....

Urteil: ....

....

....

21

EKG 7

P: 0,09 s   PQ: 0,18 s   QRS: 0,13 s   QT: 0,43 s
Frequenz: 49/min   Lagetyp: Sagittaltyp
Rhythmus: Sinusrhythmus
Vorhoferregung: P doppelgipflig in Ableitung I, sonst unauffällig.
Kammererregung: QRS-Deformierung und plumpe S-Zacken in Ableitung I, II, aVL und V2 - V6. Verspätung des OUP in V1/2 auf mehr als 0,03 s. r-R'-Form des QRS-Komplexes in V1 - V4.
Urteil: Kompletter Rechtsschenkelblock.

Anmerkung: Die Frequenz ist im abgedruckten EKG nicht mit dem Lineal bestimmbar! Merkmale des Rechtsschenkelblocks sind die plumpen S-Zacken in I, II, aVL und besonders V5 und V6 sowie der M-förmig deformierte Kammerkomplex in V1-V2. In V1 imponiert die R'-Zacke, die R-Zacke selbst ist nur angedeutet erkennbar. Die QRS-Breite ist beim kompletten RSB größer oder gleich 0,12 s. Differentialdiagnostisch wäre auch ein Arborisationsblock zu diskutieren, da die QRS-Ausschläge sehr klein sind und der OUPV5 0,06 s beträgt.

Das EKG stammt von einem 24-jährigen Mann mit Trikuspidalklappeninsuffizienz (durch Herzkatheter nachgewiesen). Der Patient war zum Zeitpunkt der Untersuchung beschwerdefrei.

I		aVR	
II		aVL	
III		aVF	
V1		V4	
V2		V5	
V3		V6	

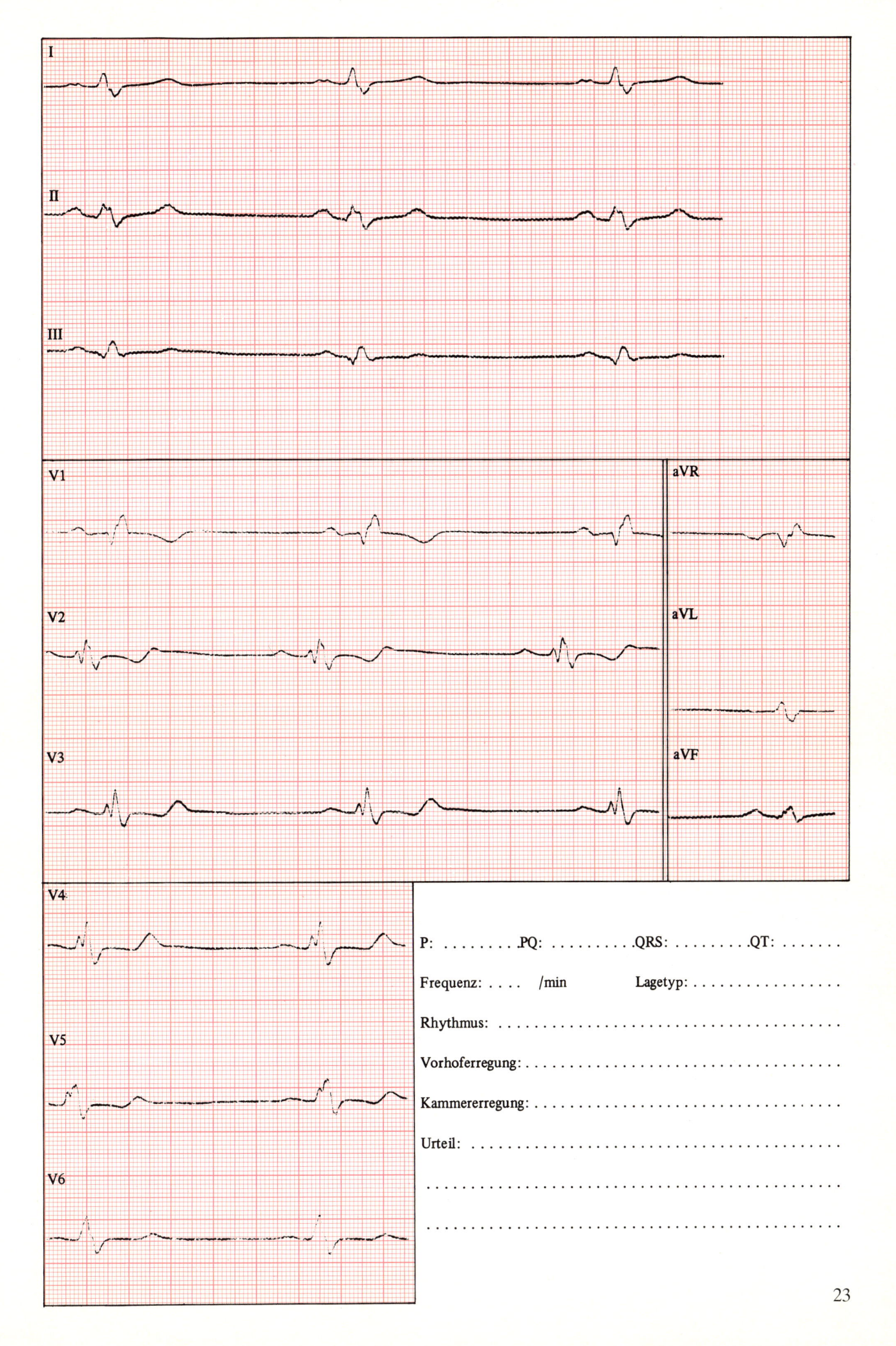

P: .... PQ: .... QRS: .... QT: ....

Frequenz: ...... /min   Lagetyp: ....

Rhythmus: ....

Vorhoferregung: ....

Kammererregung: ....

Urteil: ....

....

....

23

EKG 8

P: 0,1 s   PQ: 0,11 s   QRS: 0,09 s   QT: 0,35 s
Frequenz: 94/min   Lagetyp: Indifferenz- bis Steiltyp
Rhythmus: Sinusrhythmus
Vorhoferregung: Verkürzte PQ-Zeit, sonst unauffällig
Kammererregung: unauffällig
Urteil: Lown-Ganong-Levine-Syndrom (LGL-Syndrom). Sonst unauffälliger Kurvenverlauf

Anmerkung: Das LGL-Syndrom gehört zu den sogenannten Präexzitationssyndromen. Die verkürzte PQ-Zeit ohne Delta-Welle ist beim LGL-Syndrom durch das akzessorische James-Bündel bedingt. Beim LGL-Syndrom findet man häufig paroxysmale, meist supraventrikuläre Tachykardien.

Das EKG stammt von einem 32-jährigen, beschwerdenfreien Mann. Paroxysmale Tachykardien waren bisher nicht aufgetreten. Die Aufzeichnung des EKGs erfolgte im Rahmen einer Narkosefähigkeitsuntersuchung.

I								

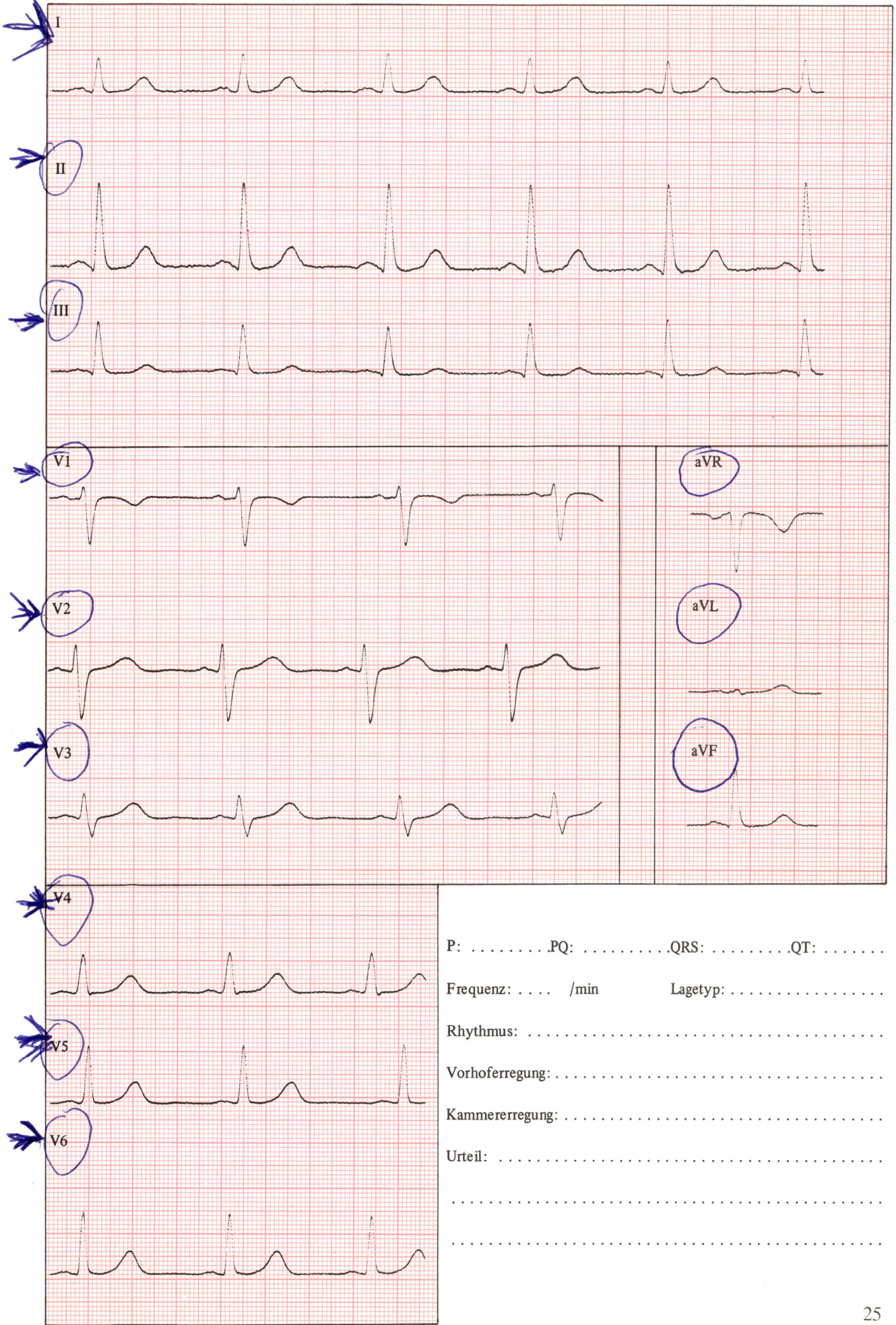

P: .... PQ: .... QRS: .... QT: ....

Frequenz: .... /min   Lagetyp: ....

Rhythmus: ....

Vorhoferregung: ....

Kammererregung: ....

Urteil: ....

....

....

EKG 9

P: 0,1 s   PQ: 0,17s   QRS: 0,09 s   QT: 0,40 s
Frequenz: 50/min   Lagetyp: Indifferenztyp
Rhythmus: Sinusrhythmus
Vorhoferregung: unauffällig
Kammererregung: Konkavbogige ST-Hebung in den Ableitungen I und II sowie V5 und V6 (bis 0,1 mV). Geringgradige ST-Hebung in den meisten Ableitungen. Relativ hohe T-Wellen in den Ableitungen I und II sowie linkspräkardial.
Urteil: Vagotonie-EKG mit Sinusbradykardie. Unauffälliger Kurvenverlauf.

Anmerkung: Bei Herzgesunden mit vagotoner Kreislaufeinstellung finden sich häufig ST-Hebungen geringen Ausmaßes in mehreren Ableitungen des Extremitäten-EKGs sowie in den linkspräkardialen Brustwandableitungen. Differentialdiagnostisch ist gegenüber dem EKG bei frischer Perikarditis der konkav ansteigende Verlauf der ST-Strecke zu beachten. Bei konvexbogigem Verlauf der ST-Strecke muß dagegen an eine Perikarditis gedacht werden.

Das EKG stammt von einem 40-jährigen Mann, der früher Leistungssportler war. Der Patient stellte sich wegen subjektiv empfundenen Herzrasens vor. Im Langzeit-EKG konnte eine paroxysmale supraventrikuläre Tachykardie aufgezeichnet werden. Die Ursache für letztere bleibt in zwei Drittel der Fälle unklar (essentielle paroxysmale supraventrikuläre Tachykardie). Ansonsten sollten Präexzitationssyndrome, Klappenvitien und Myokarditis ausgeschlossen werden. Eine organische Herzerkrankung konnte im vorliegenden Fall nicht nachgewiesen werden.

I			
II			
III			
V1			aVR
V2			aVL
V3			aVF
V4			
V5			
V6			

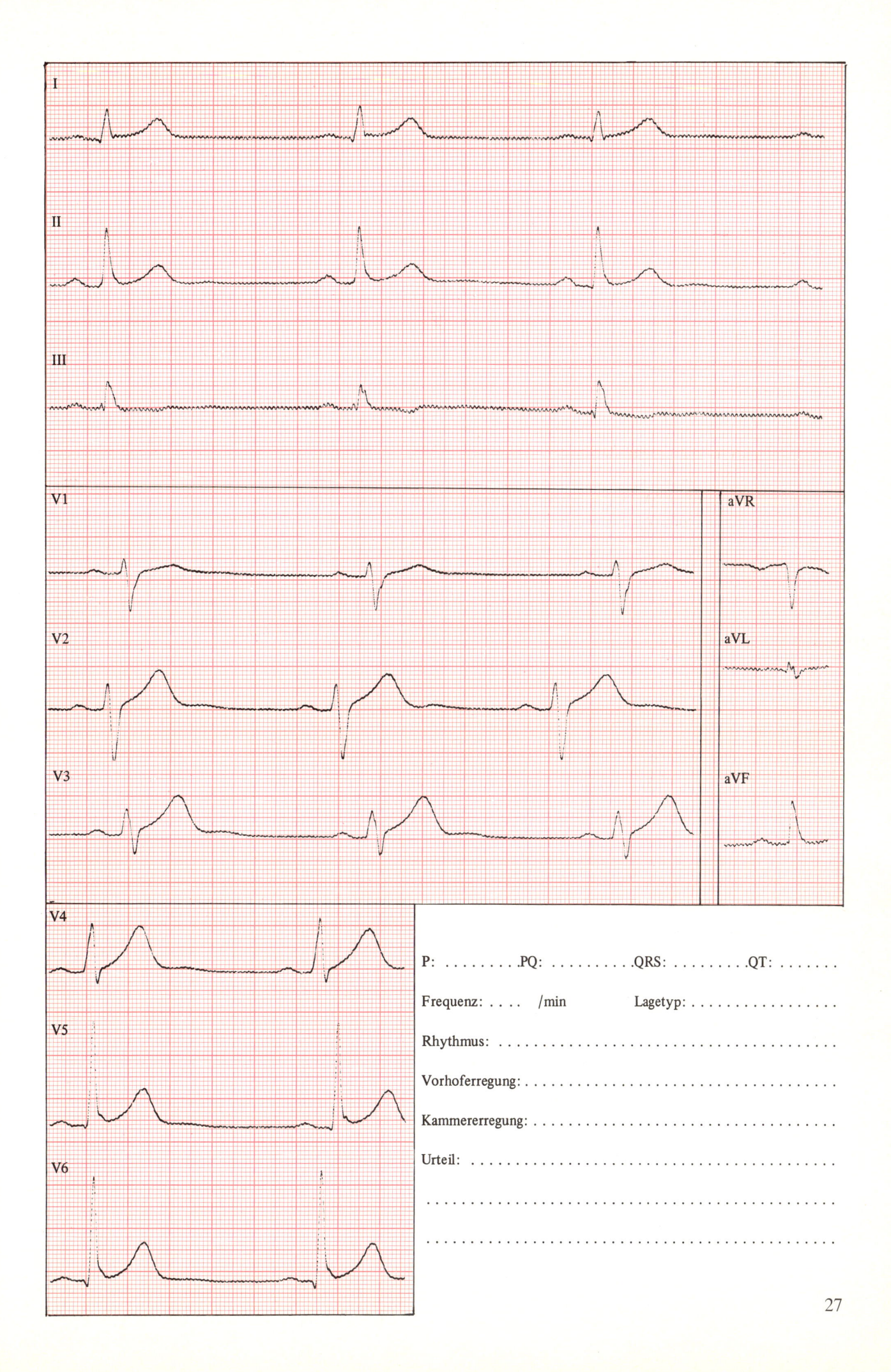

P: ....PQ: ....QRS: ....QT: ....

Frequenz: .... /min   Lagetyp: ....

Rhythmus: ....

Vorhoferregung: ....

Kammererregung: ....

Urteil: ....

....

....

EKG 10

P: 0,09 s   PQ: 0,14 s   QRS: 0,08 s   QT: 0,36 s
Frequenz: 75/min   Lagetyp: Indifferenztyp
Rhythmus: Sinusrhythmus
Vorhoferregung: unauffällig
Kammererregung: Muldenförmige ST-Senkung in Ableitung II , aVF und V3 - V6 (bis 0,1 mV)
Urteil: Unspezifische ST-Senkung, Verdacht auf digitalisbedingte Veränderungen

Anmerkung: Unter therapeutischer Dosierung der Digitalisglykoside kann es im EKG zu folgenden Veränderungen kommen:
- muldenförmige ST-Senkung
- Abflachung der T-Welle linkspräkardial
- Verkürzung der QT-Zeit
- Verlängerung der PQ-Zeit (normal nicht länger als 0,2 s)
- Verlangsamung der Herzfrequenz bei herzinsuffizienzbedingter Sinustachykardie
- Absinken der mittleren Kammerfrequenz bei Vorhofflimmern
- jeder Art von Herzrhythmusstörungen

Das EKG stammt von einer 71-jährigen Patientin, bei der über Jahre ein schwerer Bluthochdruck bekannt ist (RR um 190/100 mmHg). Herzbeschwerden gibt die Patientin nicht an. Die Behandlung erfolgte unter anderem mit ß-Acetyldigoxin 0,2 mg/Tag. Die Nierenfunktion war regelrecht. Der Digoxinspiegel lag im Normbereich.

I				
II				
III				
V1			aVR	
V2			aVL	
V3			aVF	
V4				
V5				
V6				

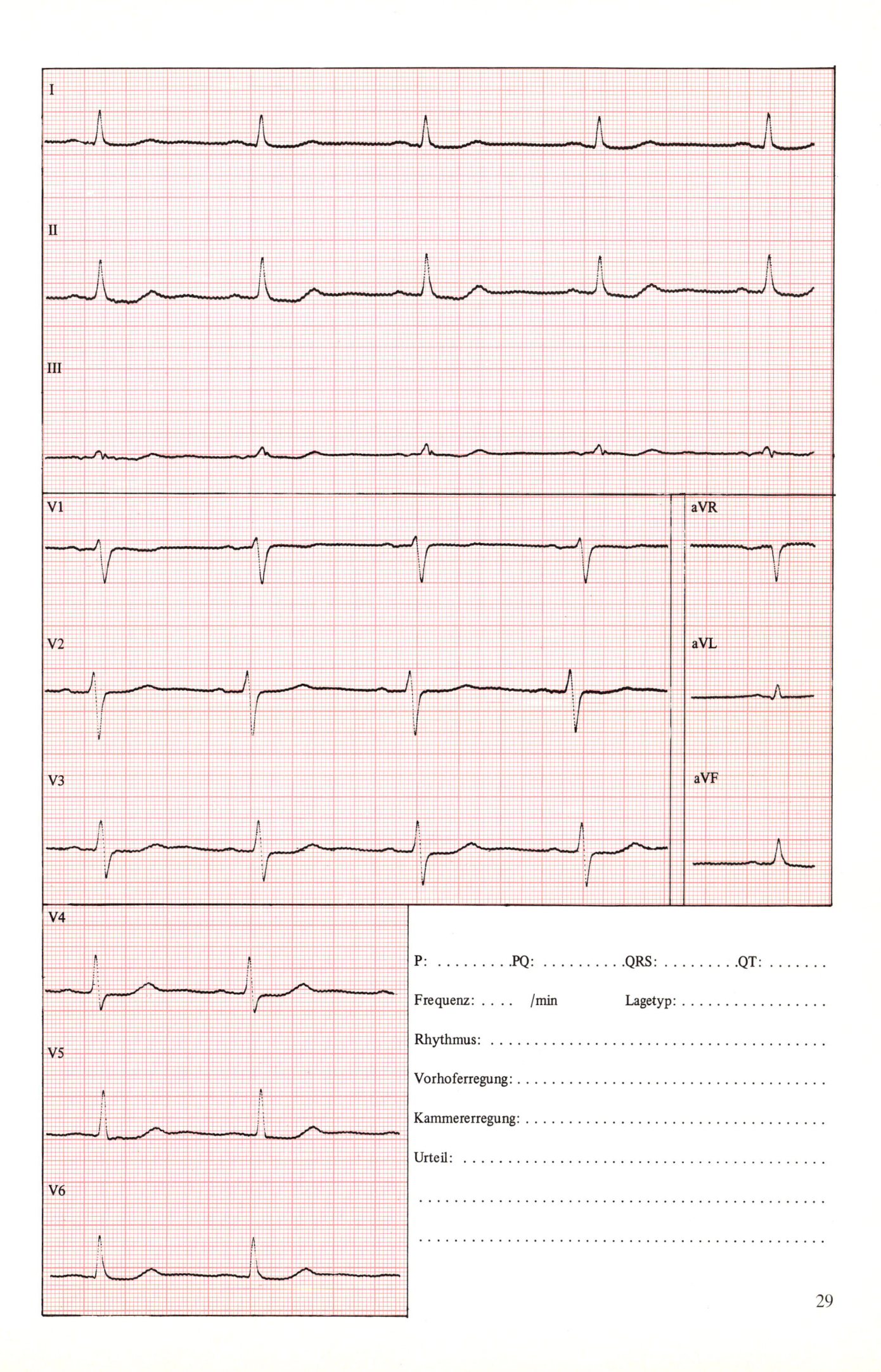

P: ....PQ: ....QRS: ....QT: ....

Frequenz: .... /min   Lagetyp: ....

Rhythmus: ....

Vorhoferregung: ....

Kammererregung: ....

Urteil: ....

....

....

29

EKG 11

P: 0,12 s   PQ: 0,18 s   QRS: 0,11 s   QT: 0,40 s
Frequenz: 57/min   Lagetyp: Linkstyp
Rhythmus: Sinusrhythmus
Vorhoferregung: unauffällig
Kammererregung: Geringe Verbreiterung und Knotung von QRS in V1.
Urteil: Inkompletter Rechtsschenkelblock (unspezifische Rechtsverspätung)

Anmerkung: Ein inkompletter RSB ist bei Sportlern und Vagotonikern ohne pathologische Bedeutung. Ansonsten kann er Hinweis auf eine Volumen- oder Druckbelastung der rechten Kammer sein. Beim inkompletten RSB beträgt im Gegensatz zum kompletten RSB die Breite des QRS-Komplexes nicht mehr als 0,12 s.

Das EKG stammt von einem 40-jährigen Mann mit unauffälligen klinischen Befunden. Das Herz ist röntgenologisch etwas vergrößert, Dies wird auf frühere sportliche Betätigung des Patienten zurückgeführt.

I		aVR
II		aVL
III		aVF
V1		
V2		
V3		
V4	V5	V6

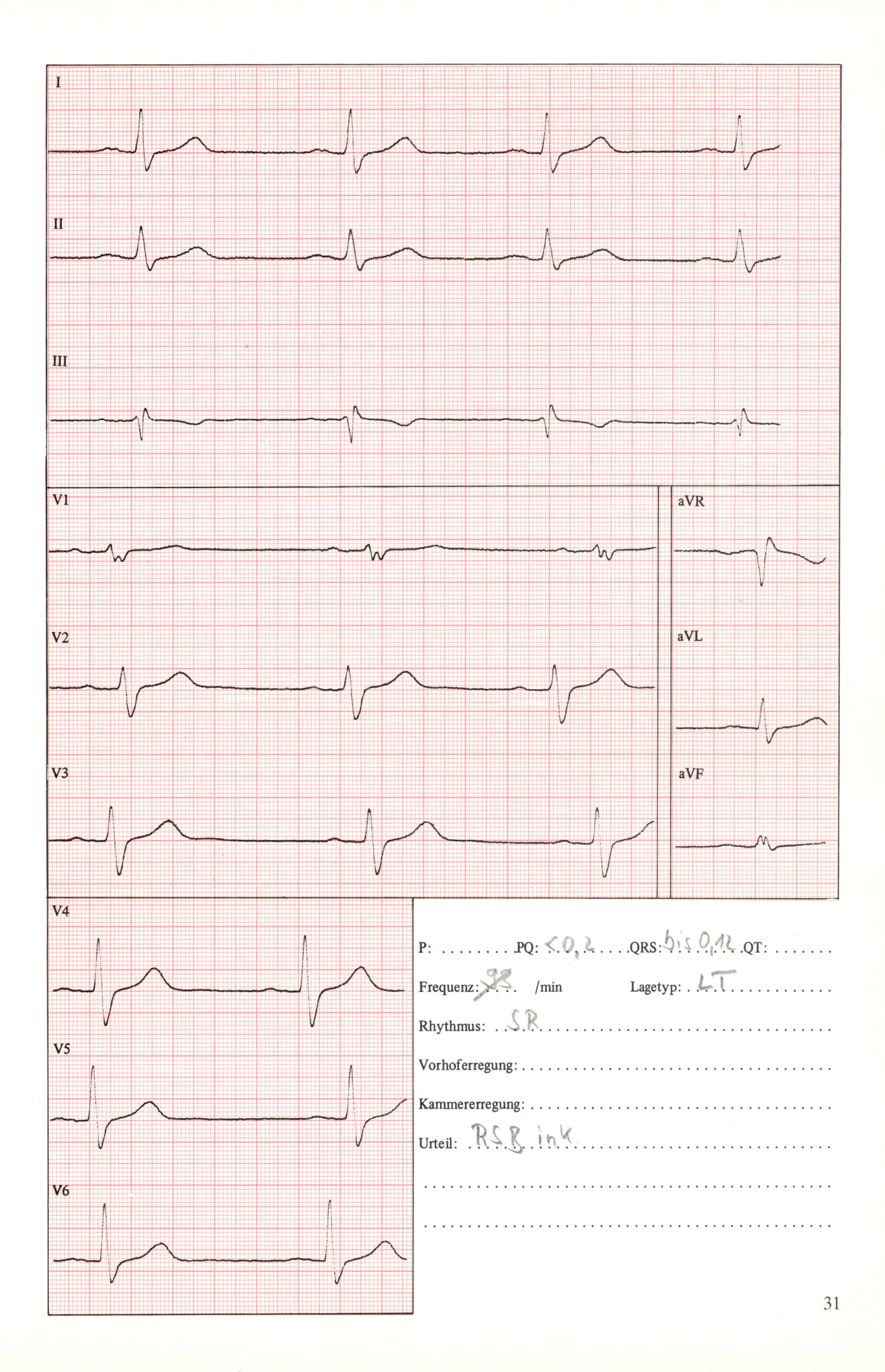

P: .... PQ: <0,2 ... QRS: bis 0,12 . QT: ....

Frequenz: 78 /min   Lagetyp: LT

Rhythmus: S.R.

Vorhoferregung: ....

Kammererregung: ....

Urteil: RSB ink

EKG 12

P: 0,08 s   PQ: 0,12 s   QRS: 0,08 s   QT: 0,36 s
Frequenz: 115 - 118/min   Lagetyp: Linkstyp
Rhythmus: Sinusrhythmus
Vorhoferregung: unauffällig
Kammererregung: Vereinzelte ventrikuläre Extrasystolen (monotop). Verschiebung der Übergangszone nach links (--> V5)
Urteil: Sinustachykardie, vereinzelte ventrikuläre Extrasystolen, Verschiebung der Übergangszone nach links, sonst unauffälliger Kurvenverlauf

Anmerkung: Die abgebildeten EKG-Streifen lassen keine Klärung zu, ob es sich um eine monotope oder polytope ventrikuläre Extrasystolie handelt. Im Original-EKG lag jedoch eine monotope Extrasystolie vor, nach dem Langzeit-EKG weniger als 30 Extrasystolen/Stunde (Klassifizierung nach Lown Grad I). Ventrikuläre und supraventrikuläre Extrasystolen können sowohl beim gesunden Herzen als auch bei Herzerkrankungen auftreten, z.B. bei Myokarditis, Perikarditis, Endokarditis, Mitralvitien, Koronarsklerose, Myokardinfarkt, Vorhofseptumdefekt u.a.. Außerdem bei Intoxikationen, wobei besonders die Digitalisüberdosierung zu berücksichtigen ist.

Das EKG stammt von einer 55-jährigen Frau, die über Herzjagen und allgemeines Unwohlsein klagt. Bei der Patientin ist seit Jahren eine Depression bekannt. Seit Wochen erfolgt eine Behandlung mit einem trizyklischen Anidepressivum (Amitryptilin). Dadurch erklären sich möglicherweise Tachykardie und Extrasystolie.

I	
II	
III	

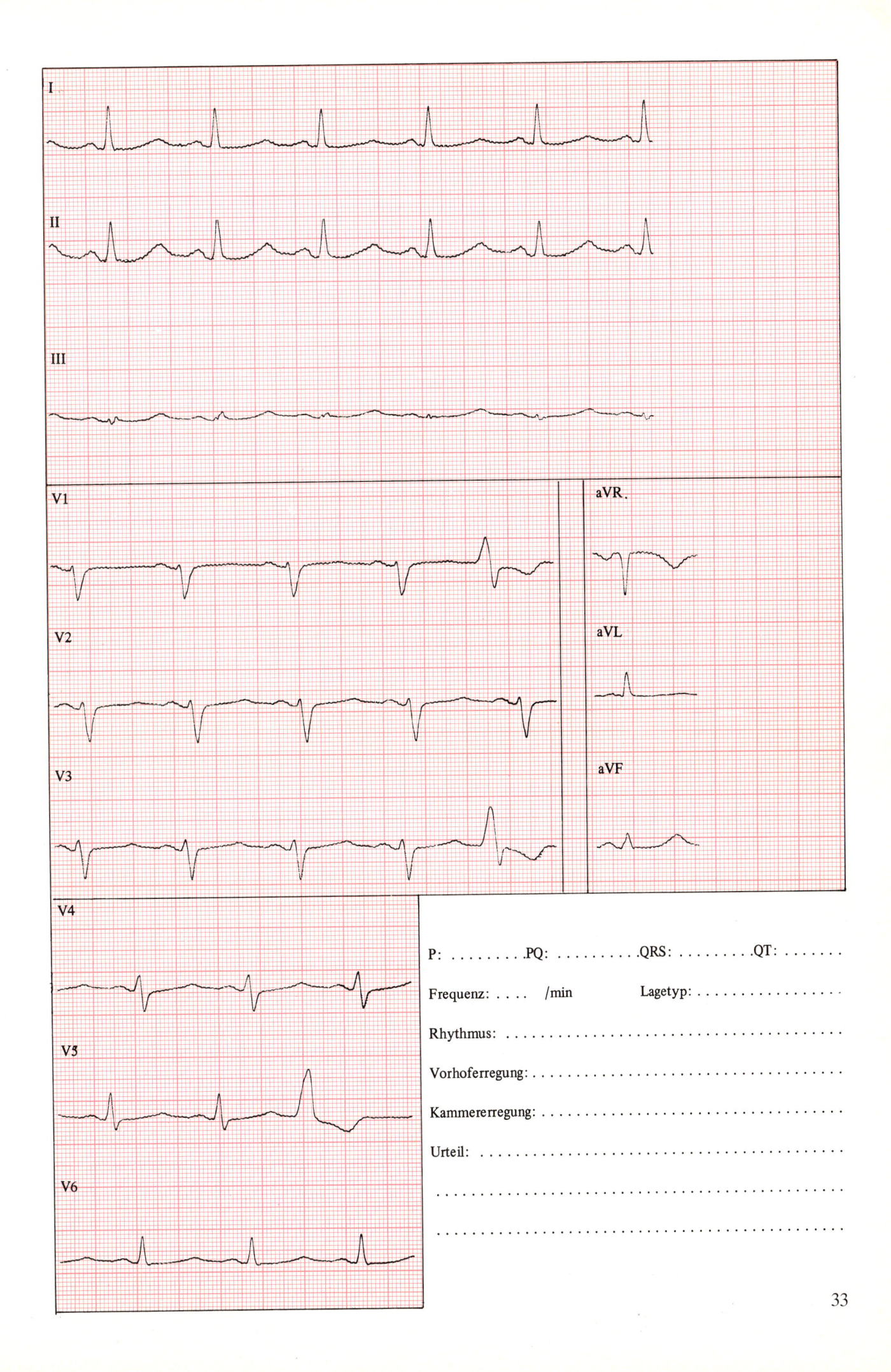

V1	aVR
V2	aVL
V3	aVF

V4
V5
V6

P: ....PQ: ....QRS: ....QT: ....

Frequenz: ..... /min   Lagetyp: ....

Rhythmus: ....

Vorhoferregung: ....

Kammererregung: ....

Urteil: ....

....

....

EKG 13

P: 0,12 s PQ: 0,16 s QRS: 0,15 s QT: 0,38 s
Frequenz: 90/min Lagetyp: Indifferenztyp
Rhythmus: Sinusrhythmus
Vorhoferregung: P grenzgradig verbreitert in Ableitung II und angedeutet biphasisch in V1
Kammererregung: r-R'-Form 34 des QRS-Komplexes V1-V2. Tiefe, plumpe S-Zacken in I, aVl, V5 und V6. Verspätung des OUP in V1 auf über 0,1 s.
Urteil: Kompletter Rechtsschenkelblock (Wilson-Block).

Anmerkung: Typisch für den RSB ist die M-förmige Deformation des QRS-Komplexes rechts präkardial (V1, V2). Da der normale Leitungsweg beim RSB unterbrochen ist, erreicht die Erregungswelle den rechten Ventrikel verspätet. Die rechte Kammermuskulatur wird daher nach der linken depolarisiert, so daß es zu einer zweiten R-Zacke (R') in den rechtspräkardialen und einer plumpen, breiten S-Zacke in den linkspräkardialen Ableitungen kommt. Während beim inkompletten RSB eine organische Schädigung des Herzens meist nicht nachgewiesen werden kann, liegt beim kompletten RSB meist eine kardiale Erkrankung zugrunde. Von Bedeutung sind Koronarinsuffizienz, Kammerhypertrophie, toxische und traumatische Schädigungen, Kardiomyopathien und Myokarditiden.

Das EKG stammt von einem 70-jährigen Mann. Seit Jahren ist beim dem Patienten ein Hypertonus bekannt (RR um 190/110 mmHg). Jetzt sollte eine Umstellung der Hochdruckmedikation erfolgen. Klinisch auffällig ist ferner ein Emphysemthorax bei röntgenologisch nur mäßig ausgeprägtem Emphysem. Kardiale Beschwerden werden nicht angegeben. Die Ursache des RSB ist in diesem Fall nicht eindeutig klar, am ehesten dürfte die Ventrikelbelastung bei langjährigem Hypertonus eine Rolle spielen.

Lead		Lead	
I			
II			
III			
V1		aVR	
V2		aVL	
V3		aVF	
V4			
V5			
V6			

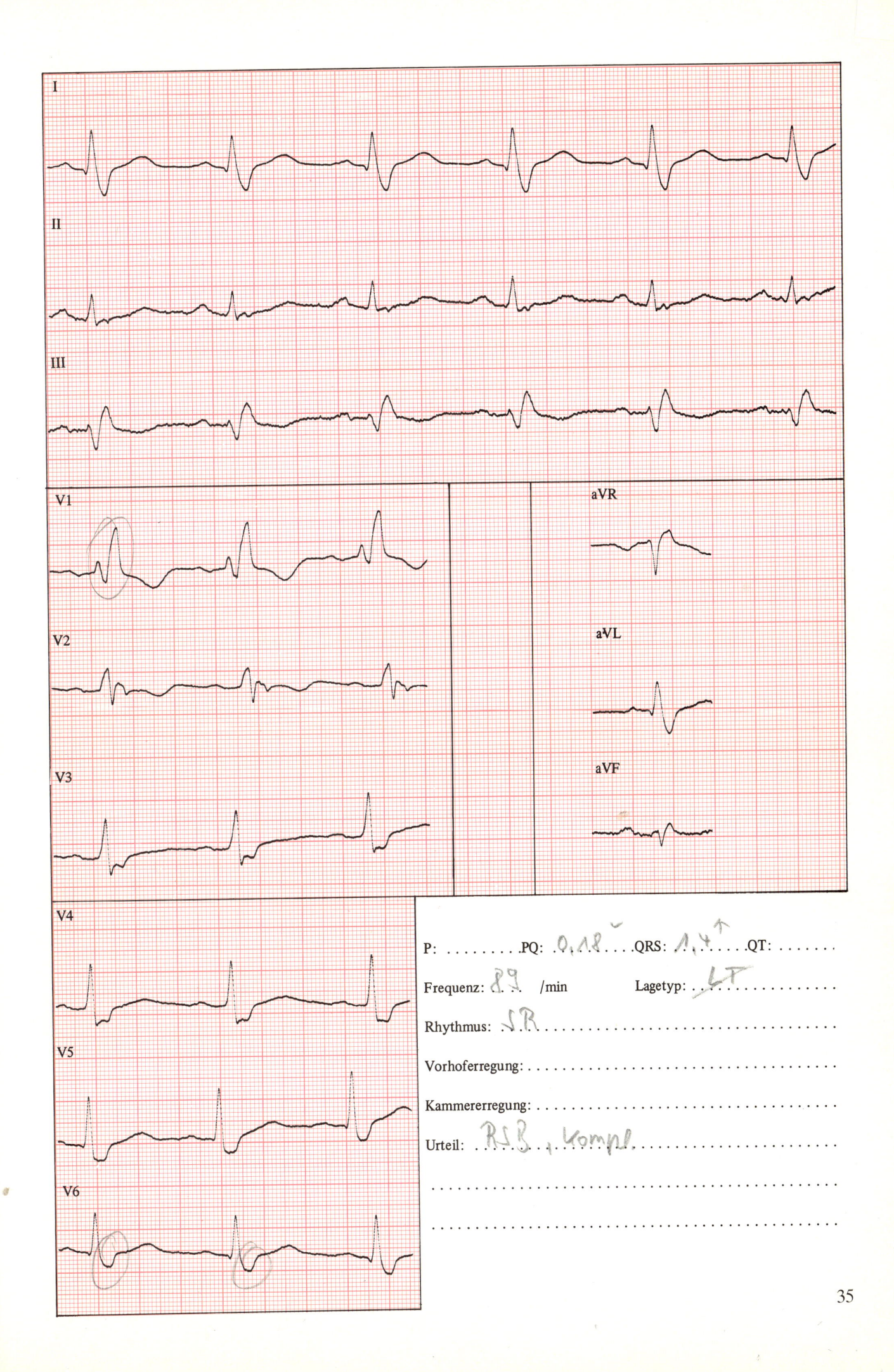

P: .... PQ: 0,18 QRS: 1,4 ↑ QT: ....

Frequenz: 89 /min Lagetyp: LT

Rhythmus: SR

Vorhoferregung: ....

Kammererregung: ....

Urteil: RSB, kompl.

35

EKG 14

P: 0,11 s   PQ: 0,16 s   QRS: 0,08 s   QT: 0,34 s
Frequenz: 85/min   Lagetyp: Steiltyp
Rhythmus: Sinusrhythmus mit monotopen ventrikulären Extrasystolen
Vorhoferregung: P grenzgradig verbreitert; in Ableitung II, III, aVF und V2 Splitterung von P.
Kammererregung: In den regelrechten Schlägen deutliche U-Welle bzw. TU-Verschmelzungswelle, besonders deutlich in V3. Monotope ventrikuläre Extrasystolie, wobei jedem Normalschlag eine Extrasystole folgt (Bigeminus). Ursprungsort der Extrasystolen linksventrikulär.
Urteil: Monotope ventrikukläre Extrasystolie als Bigeminus. U-Wellen bzw. TU-Verschmelzungswellen

Anmerkung: Ursachen einer ventrikulären Extrasystolie können insbesondere Koronarsklerose, Myokardinfarkt, Myokarditis und Mitralvitien sein. Als Ursache kommen weiterhin in Frage Digitalisierung bzw. Überdigitalisierung (besonders beim Bigeminus ist immer an eine Überdigitalisierung zu denken!), Elektrolytstörungen, Behandlung mit Antiarrhythmika (z.B. Chinidin), Narkose (Halothan), Hyperthyreose.
Die U-Welle, d.h. eine der T-Welle folgende Welle im EKG, entsteht möglicherweise im Zusammenhang mit der Rückwanderung von Kaliumionen in das Zellinnere während der Diastole. Die Entstehung ist nicht ganz geklärt. Eine deutliche Überhöhung der U-Welle findet man bei Hypokaliämie, dabei häufig eine TU-Verschmelzungswelle, so daß die QT-Dauer verlängert erscheint. Die oben angegebene QT-Dauer ist bereits korrigiert (mit Hilfe der Tangentialkonstruktion).

Das EKG stammt von einer 60-jährigen Frau, die über mäßige belastungsabhängige präkardiale Beschwerden klagt. Diese seien seit Jahren konstant. Klinisch außerdem Hypertonus (170/105 mmHg) bekannt. Die Patientin war zum Zeitpunkt der EKG-Aufzeichnung nicht mehr digitalisiert (Digitalispause seit 2 Wochen, dabei keine Besserung der Rhythmusstörung). Das Serumkalium war im Normbereich. Am Tag vor der Untersuchung wurde in Therapieversuch mit einem Kombinationspräparat aus Verapamil und Chinidin eingeleitet. Die Aufzeichnung des EKGs erfolgte zur Kontrolle des Therapieerfolges.

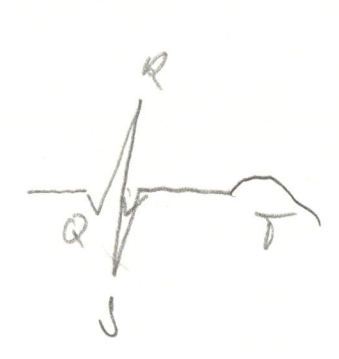

I					

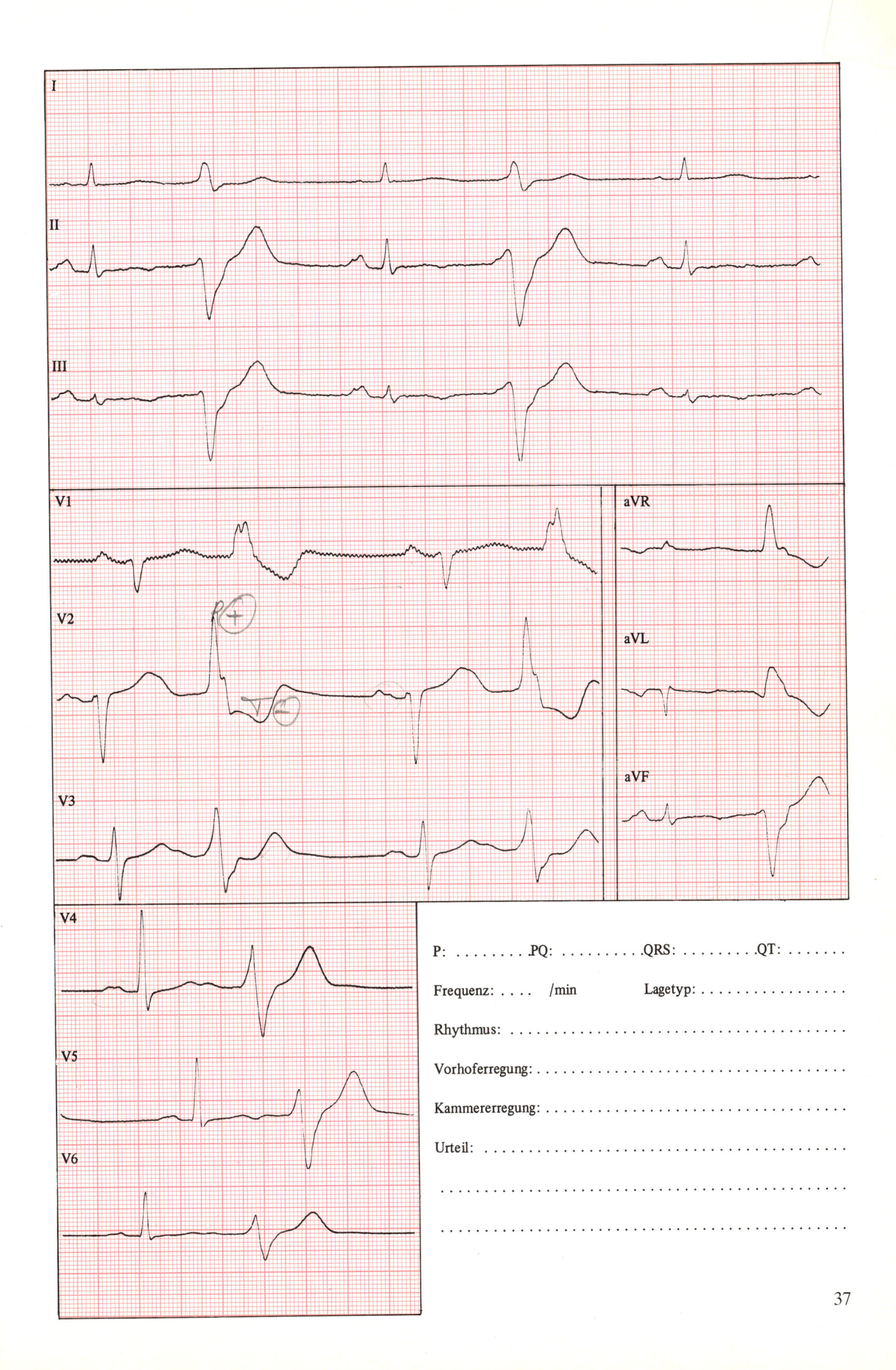

II

III

V1		aVR

V2		aVL

V3		aVF

V4

V5

V6

P: .... PQ: .... QRS: .... QT: ....

Frequenz: .... /min   Lagetyp: ....

Rhythmus: ....

Vorhoferregung: ....

Kammererregung: ....

Urteil: ....

....

....

EKG 15

P: 0,08 s   PQ: 0,13 s   QRS: 0,13 s   QT: 0,46 s
Frequenz: 67/min   Lagetyp: Linkstyp
Rhythmus: Sinusrhythmus
Vorhoferregung: unauffällig
Kammererregung: M-förmig deformierter QRS-Komplex in I, aVL, V5 und V6. Verspätung des OUP in V5/6 auf 0,08 s; in den rechtspräkardialen Ableitungen kleine R-Zacken, S tief und verbreitert. Diskordanter ST/T-Abschnitt.
Urteil: Kompletter Linksschenkelblock.

Anmerkung: Beim kompletten LSB ist der QRS-Komplex über 0,12 s verbreitert. Typisch ist die M-förmige Deformierung in den Ableitungen V5 und V6 sowie die verbreiterte R-Zacke in Ableitung I und aVL. Der OUP ist in V5 und V6 verspätet (normalerweise < 0,055 s). In den Brustwandableitungen ist die R-Zacke rechtspräkardial klein, die S-Zacke dagegen tief und verbreitert. Der ST/T-Abschnitt ist meist diskordant.
Die häufigste Ursache des permanenten, kompletten LSB ist die Koronarinsuffizienz. Auch andere schwere Herzerkrankungen wie toxische oder entzündliche Myokardschädigungen, ausgeprägte Linksherzhypertrophie bei Hypertonus und schwere kombinierte Aortenvitien kommen als Ursache in Frage. Der komplette LSB ist ein wichtiges Zeichen im EKG bei der kongestivem Kardiomyopathie. Kommt es bei einem Hinterwandinfarkt auch zu einer Septuminfarzierung, tritt ebenfalls oft ein vollständiger LSB auf. Ein Herzinfarkt ist allerdings bei einem kompletten LSB nur schwer im EKG zu erkennen. Sehr selten ist ein LSB angeboren oder durch eine Fibrosierung des Aortenringes und des membranösen Septumanteils bedingt.

Das EKG stammt von einer 54-jährigen Frau. Seit Jahren ist ein schwerer Bluthochdruck bekannt (Werte unter Behandlung bei 180/110 mmHg). Außerdem liegt eine bislang kompensierte Herzinsuffizienz vor. Die Vorstellung der Patientin erfolgte zur Überprüfung der Hochdruckmedikation. Kardiale Beschwerden bestanden nicht.

I				

| II | | | | |

| III | | | | |

| V1 | | | | aVR |

| V2 | | | | aVL |

| V3 | | | | aVF |

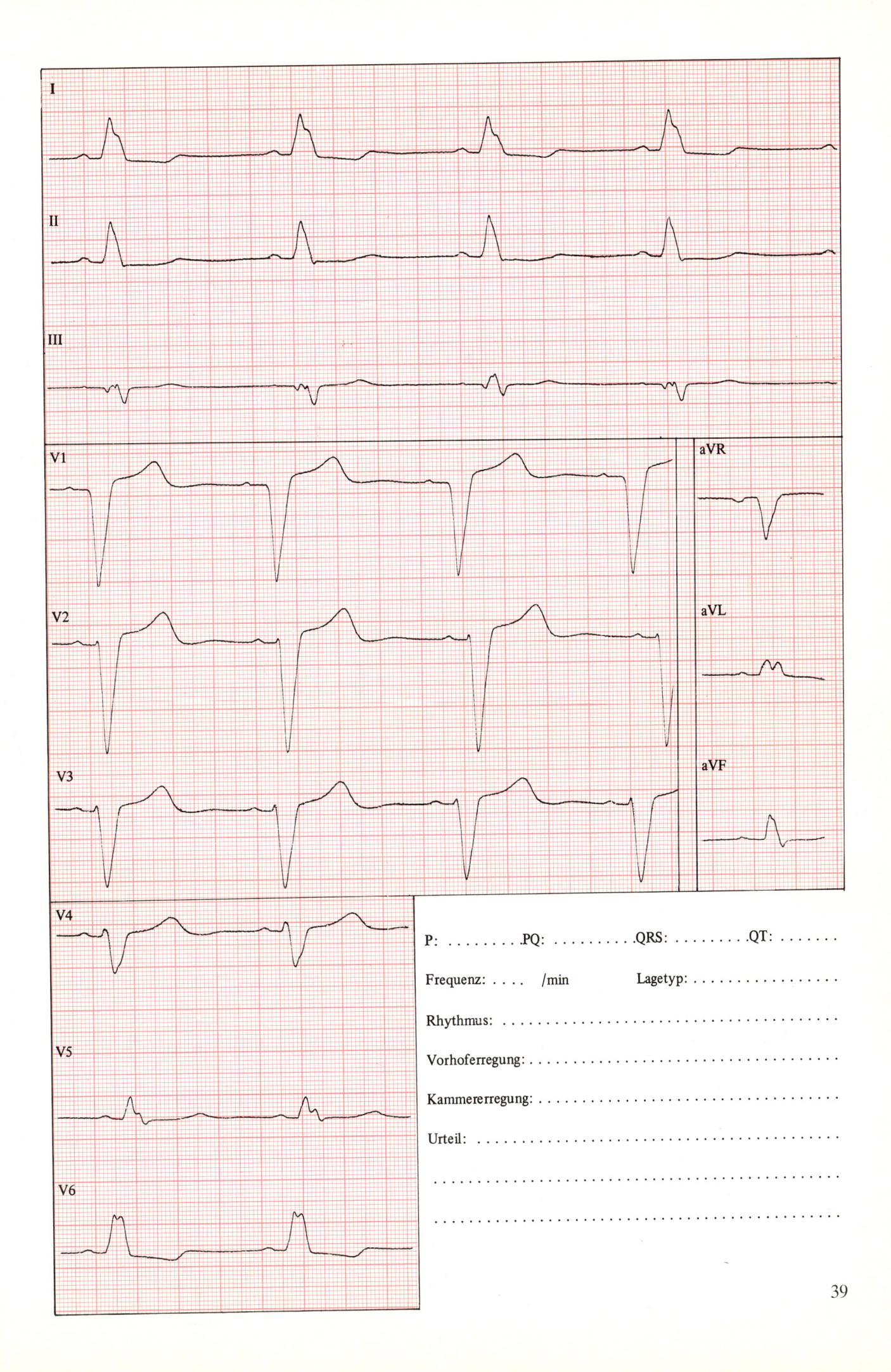

V4		

P: .... PQ: .... QRS: .... QT: ....

Frequenz: .... /min   Lagetyp: ....

Rhythmus: ....

Vorhoferregung: ....

Kammererregung: ....

Urteil: ....

....

....

| V5 | | |

| V6 | | |

EKG 16

P: 0,08 s   PQ: 0,15 s   QRS: 0,09 s   QT: 0,46 s
Frequenz: 48/min   Lagetyp: Indifferenztyp
Rhythmus: Sinusrhythmus
Vorhoferregung: unauffällig
Kammererregung: unauffällig
Urteil: Sinusbradykardie, ansonsten unauffälliger Kurvenverlauf

Anmerkung: Von Bradykardie spricht man, wenn die Herzfrequenz unter 60/min abfällt. Im vorliegenden EKG ist vor jedem QRS-Komplex eine P-Welle vorhanden, so daß eine Sinusbradykardie vorliegt. Die Sinusbradykardie ist häufig konstitutionell, gelegentlich auch hereditär bedingt. Oft bei Sportlern, sowie physiologischerweise während des Schlafes. Auch toxische Schäden am Herzen können zu einer Sinusbradykardie führen: Digitalisintoxikation, Chinidin und chinidinartige Antiarrhythmika, Hypothyreose, Urämie (Hyperkaliämie). Weitere Ursachen können Herzinfarkt, Myokarditis, Kardiosklerose, Aortenstenose sowie erhöhter Liquordruck (Hirnödem) sein.

Das EKG stammt von einer 52-jährigen Frau, bei der seit 6 Jahren ein Bluthochdruck bekannt ist. Die jetzigen Blutdruckwerte betrugen 160/105 mmHg. Die Patientin klagte über Schwindelgefühl, Übelkeit und Hitzewallungen. Klinisch und röntgenologisch fand sich kein richtungsweisender Befund. Die Beschwerden wurden als klimakterisches Syndrom gedeutet.

I				

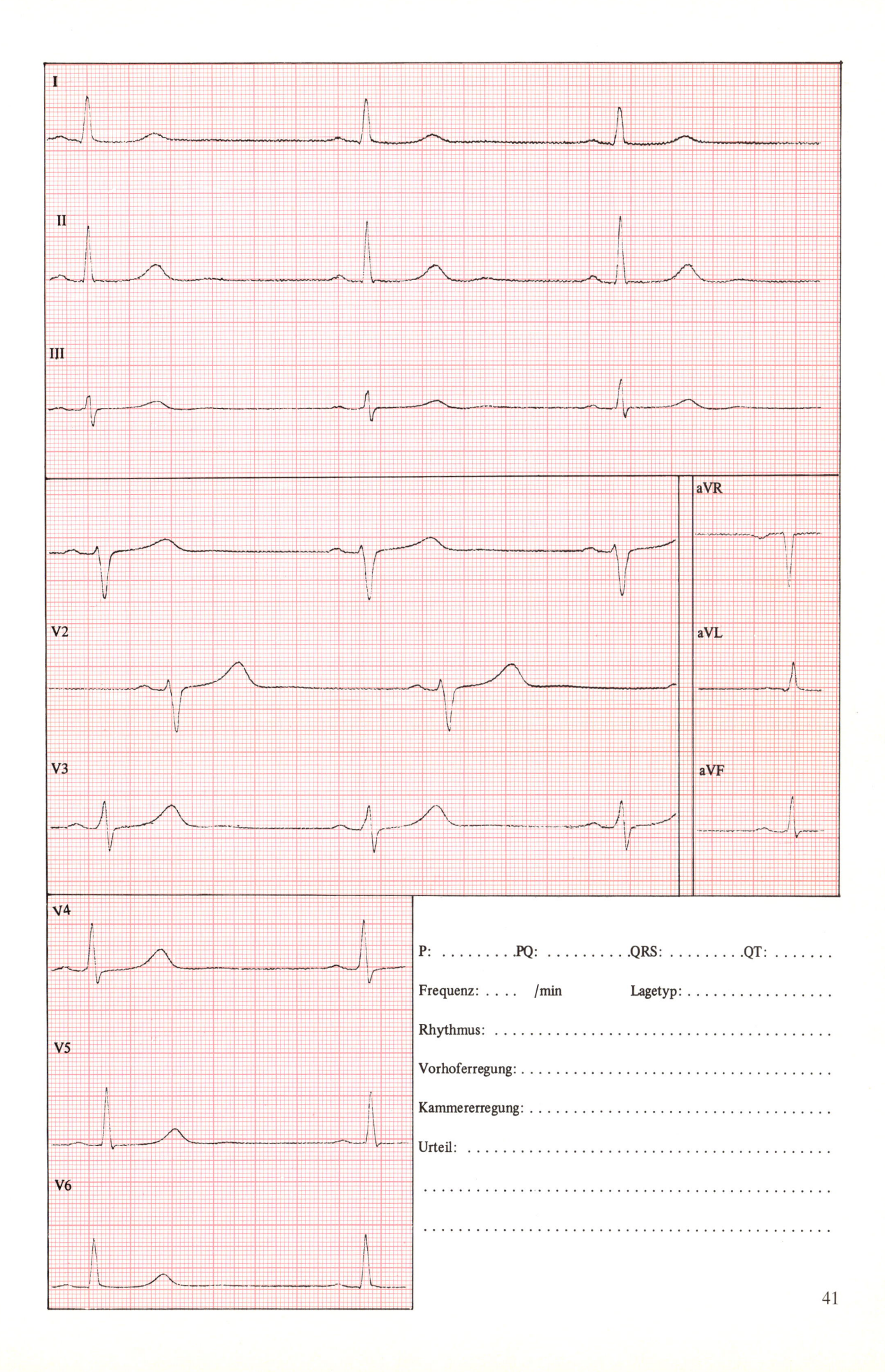

II				

III				aVR

V2				aVL

V3				aVF

V4		

P: .... PQ: .... QRS: .... QT: ......

Frequenz: .... /min   Lagetyp: ....

Rhythmus: ....

Vorhoferregung: ....

Kammererregung: ....

Urteil: ....

....

....

EKG 17

P: 0,1 s   PQ: 0,14 s   QRS: 0,08 s   QT: 0,32 s
Frequenz: 110/min   Lagetyp: Indifferenztyp
Rhythmus: Sinusrhythmus
Vorhoferregung: unauffällig
Kammererregung: Kleine, nicht signifikante Q-Zacke in Ableitung II, III und aVF. Konvexbogige ST-Hebungen mit positiver T-Welle in Ableitung I, II, aVL, aVF und V2 - V6. Spiegelbildliches Verhalten in aVR und angedeutet in V1. Die ST-Hebungen gehen vom aufsteigenden Schenkel von S ab. Keine Alteration des QRS-Komplexes.
Urteil: Zeichen einer frischen Perikarditis.

Anmerkung: ST-Hebungen in allen Extremitätenableitungen mit positiver T-Welle bei spiegelbildlichem Verhalten in aVR, gelegentlich in V1 und V2 ohne Alteration des QRS-Komplexes sprechen für einen frischen, ausgedehnten Außenschichtschaden, wie er für die frische Perikarditis bezeichnend ist. Während beim frischen Myokardinfarkt die ST-Hebung vom absteigenden Schenkel von R ausgeht, geht sie bei der Perikarditis vom aufsteigenden Schenkel von S aus. Auch die kleinste S-Zacke bleibt somit erhalten, allerdings zeigen nicht alle Fälle ein derartig charakteristisches EKG. Liegt gleichzeitig ein großer Perikarderguß vor, findet man in der Regel in den Extremitäten- und Brustwandableitungen zudem eine Niedervoltage. Die elektrokardiografischen Veränderungen lassen sich bei der Perikarditis in bestimmte Stadien einteilen. Das akute Stadium I sieht wie oben beschrieben aus. Im Zwischenstadium II flachen die T-Wellen ab, werden gelegentlich doppelgipflig, und es kommt zur Rückbildung der ST-Hebungen. Das Vernarbungsstadium III ist durch terminal negative T-Wellen gekennzeichnet, die entsprechend des ubiquitären Außenschichtschadens meist in allen Extremitäten- und Brustwandableitungen auffällig sind. Im Stadium der Ausheilung IV zeigt sich wieder ein normales EKG mit positiven T-Wellen.

Das EKG stammt von einem 20-jährigen Mann, bei dem auskultatorisch systolisch und frühdiastolisch typisches Perikardreiben zu vernehmen war. Der Auskultationsbefund war ubiquitär, das Geräusch charakteristischerweise atemabhängig und inhomogen. Im Verlauf bildete sich ein geringfügiger, echokardiografisch gut darstellbarer Perikarderguß aus. Das EKG zeigte insgesamt den typischen Stadienverlauf bei Perikarditis. Die Ursache der Perikarditis konnte nicht eindeutig geklärt werden. Am ehesten lag ein Virusinfekt zugrunde (deutliche Lymphozytose).

Übersicht über die Ursachen der akuten Perikarditis:

- idiopathisch
- infektiös (Viren, Parasiten, Tb, Pilze)
- Herzinfarkt
- allergische Formen
- Postperikardiotomie-Syndrom
- Kollagenosen (rheumatoide Arthritis, Morbus Reiter, Morbus Bechterew, Sjögren-Syndrom, Lupus erythematodes visceralis, Sklerodermie, Panarteriitis nodosa, Dermatomyositis)
- Stoffwechselerkrankungen (Coma diabeticum, Niereninsuffizienz, Addison-Krise)
- Perikarditis nach Strahlentherapie
- Trauma
- Tumorperikarditis

P:	PQ:	QRS:	QT: ....

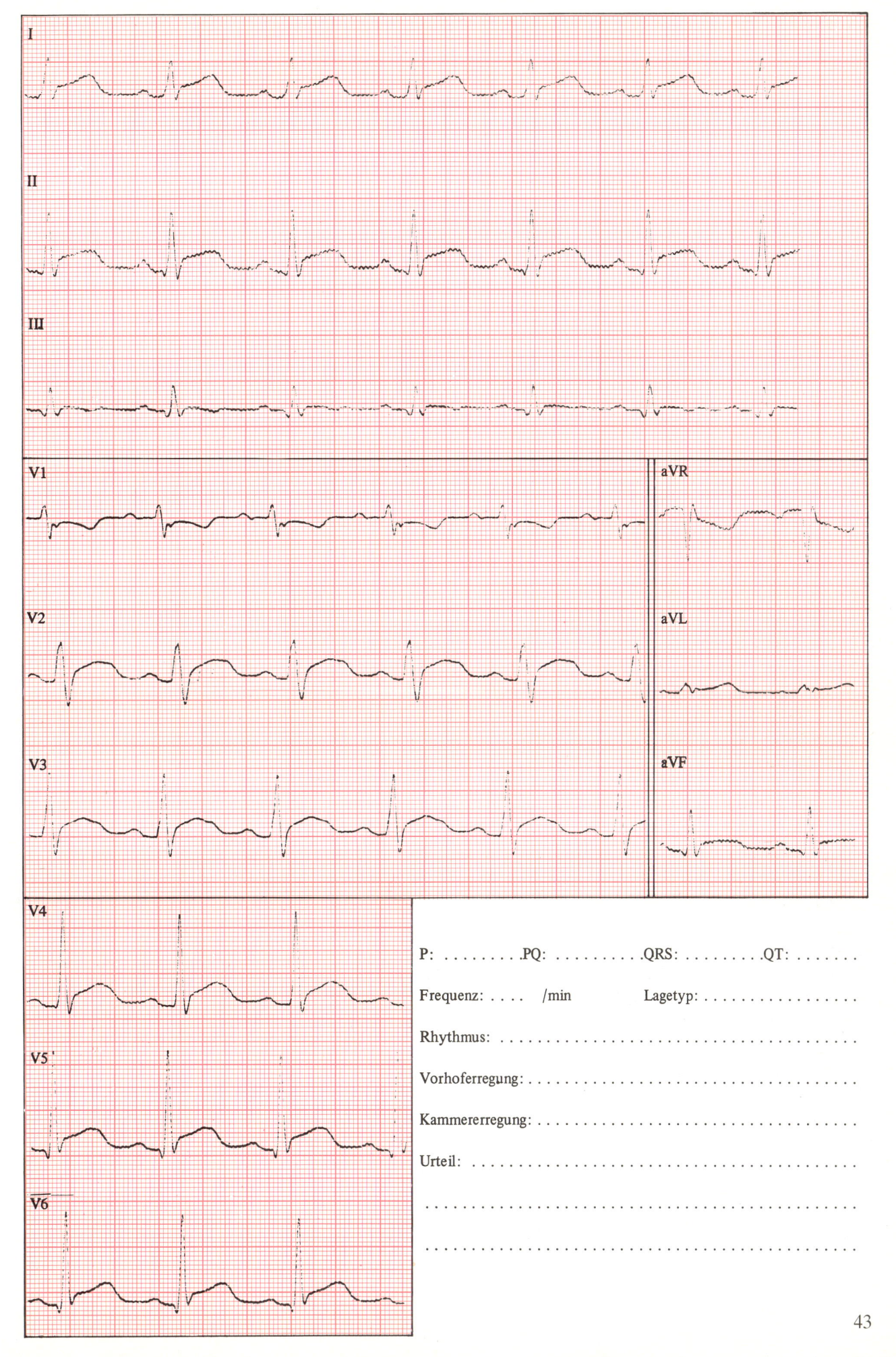

Frequenz: .... /min   Lagetyp: ....

Rhythmus: ....

Vorhoferregung: ....

Kammererregung: ....

Urteil: ....

....

....

43

EKG 18

P: --- PQ: --- QRS: 0,08 s QT: 0,34 s
Frequenz: 80 - 100/min Lagetyp: Linkstyp
Rhythmus: absolute Arrhythmie
Vorhoferregung: Flimmern
Kammererregung: Geringfügige ST-Senkung V5 und V6
Urteil: Absolute Arrhythmie bei Vorhofflimmern

Anmerkung: Beim Vorhofflimmern fehlen die P-Wellen im EKG. Es finden sich hochfrequente unregelmäßige Vorhofaktionen mit unregelmäßiger Überleitung auf die Kammern. Die Kammererregung wird nur dann rhythmisch, wenn gleichzeitig ein totaler AV-Block und ein AV-Ersatzrhythmus oder ein Ersatzrhythmus aus einem tertiären Erregungsbildungszentrum auftritt. Ursachen von Vorhofflimmern sind Mitralvitien mit deutlicher Vergrößerung des linken Vorhofs (meist grobe Flimmerwellen), fortgeschrittene Konorarinsuffizienz (kleine Flimmerwellen), akuter Herzinfarkt, dekompensierte Herzinsuffizienz, Lungenembolie, Myokarditis, Hyperthyreose, Sick-Sinus-Syndrom, WPW-Syndrom, Elektrotrauma u.a. Durch den Ausfall der Vorhofkontraktion kommt es zu einer ca. 20%igen Reduktion der Auswurfsleistung des Herzens!

Das EKG stammt von einem 48-jährigen Mann mit ausgeprägter Koronarsklerose und Linkshypertrophie bei Hypertonus. Die absolute Arrhythmie trat bei dem Patienten intermittierend auf. Unter antiarrhythmischer Behandlung mit Disopyramid blieb der Patient im Sinusrhythmus.

I	
II	
III	
V1	aVR
V2	aVL
V3	aVF
V4	
V5	
V6	

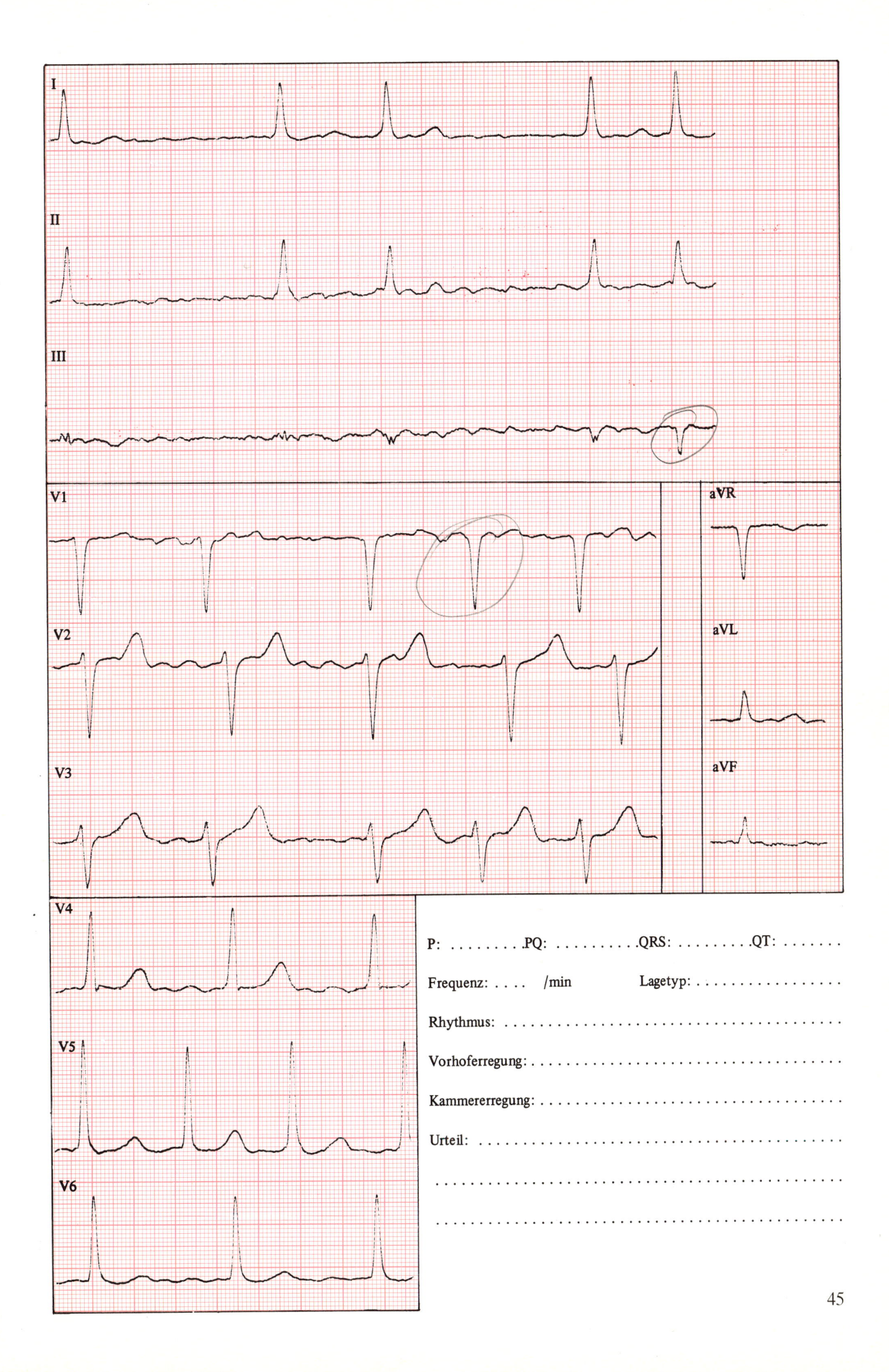

P: .... PQ: .... QRS: .... QT: ....

Frequenz: .... /min   Lagetyp: ....

Rhythmus: ....

Vorhoferregung: ....

Kammererregung: ....

Urteil: ....

....

....

45

EKG 19

P: 0,12 s PQ: 0,17 s QRS: 0,14 s QT: 0,46 s
Frequenz: 57/min Lagetyp: Linkstyp
Rhythmus: Sinusrhythmus
Vorhoferregung: unauffällig
Kammererregung: M-förmig deformierter QRS-Kompex in Ableitung V1 - V3, ST-T negativ in diesen Ableitungen. Plumpe S-Zacken in den linkspräkardialen Ableitungen.
Urteil: Kompletter Rechtsschenkelblock, Bradykardie

Anmerkung: Vergleiche EKG 7. Typische Zeichen des RSB ist die rsR'-Form des QRS-Komplexes rechtsventrikulär mit Verspätung des OUP auf über 0,03 s. Beim kompletten RSB ist QRS-Breite größer oder gleich 0,12 s. Typisch sind auch die plumpen S-Zacken linkspräkardial.
Die häufigste Ursache des RSB ist die Koronarsklerose, gelegentlich ein Infarkt. Ein RSB ist auch typisch bei rechtsventrikulärer Druck- oder Volumenbelastung.

Das EKG stammt von einem 61-jährigen Mann, bei dem es einige Tage zuvor zu einem Glaukomanfall gekommen war. Ansonsten fanden sich bei der körperlichen Untersuchung keine richtungsweisenden Befunde. Das Herz war röntgenologisch normal groß. Der Patient war körperlich normal belastbar.

I				

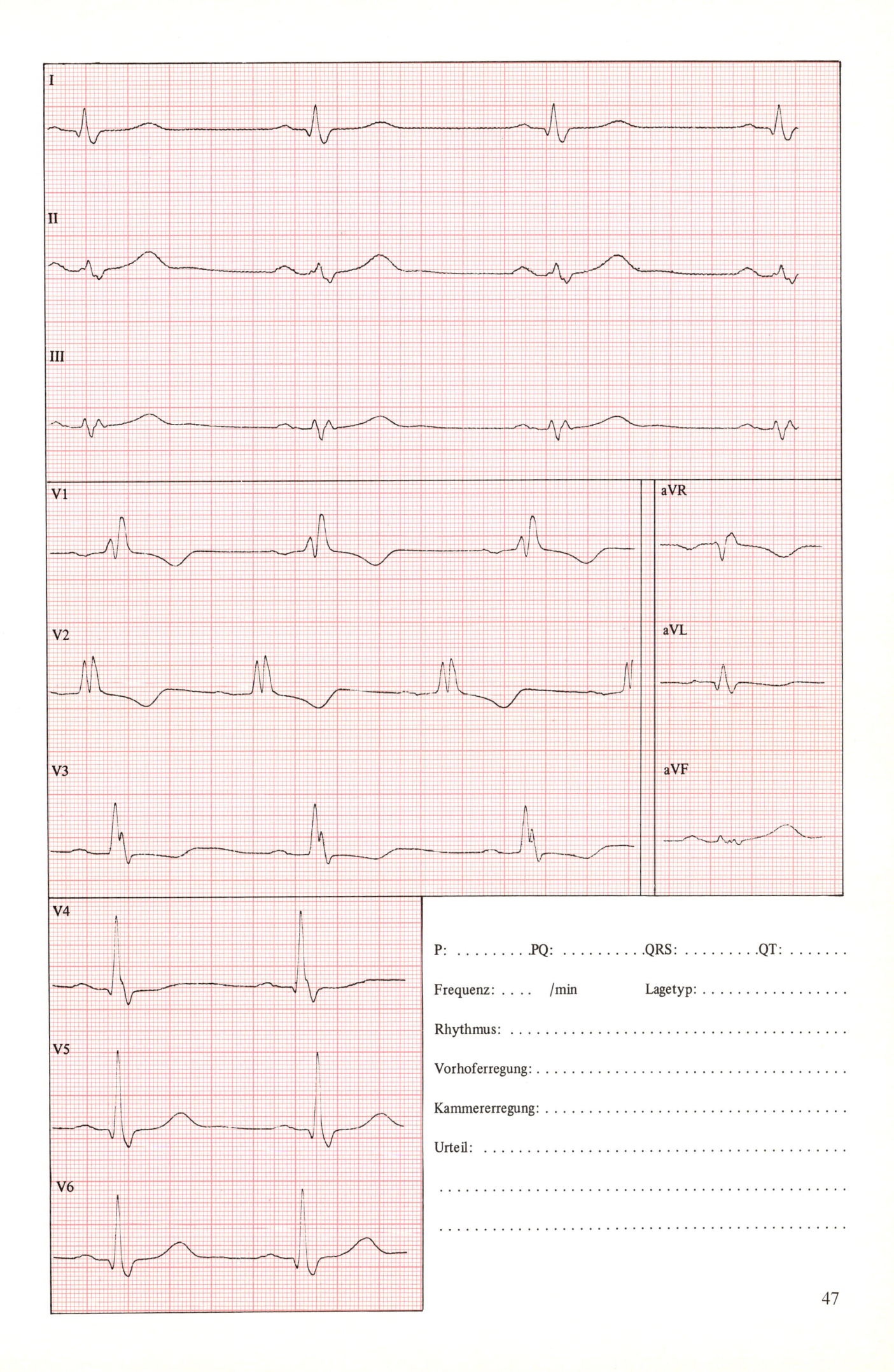

II

III

V1			aVR

V2			aVL

V3			aVF

V4

V5

V6

P: .... PQ: .... QRS: .... QT: ....

Frequenz: .... /min   Lagetyp: ....

Rhythmus: ....

Vorhoferregung: ....

Kammererregung: ....

Urteil: ....

....

....

47

EKG 20

P: 0,1 s PQ: 0,15 s QRS: 0,09 s QT: 0,32 s
Frequenz: 105/min Lagetyp: Linkstyp
Rhythmus: Sinusrhythmus
Vorhoferregung: unauffällig
Kammererregung: kleine S-Zacke in Ableitung I, kleine Q-Zacke in Ableitung III, sonst unauffällige QRS-Komplexe.
Urteil: Sinustachykardie. Insgesamt kein richtungsweisender EKG-Befund.

Anmerkung: Eine tiefere S-Zacke in Ableitung I und eine deutliche Q-Zacke in Ableitung III können sowohl beim Rechts- und Indifferenz- als auch beim Linkstyp physiologisch sein. kommt es zum plötzlichen Auftreten eines derartigen Zeichens im EKG, so muß an ein akutes Cor pulmonale, bei dem in etwa 15% der Fälle ein SI-QIII-Typ auftritt, gedacht werden.

Das EKG stammt von einer 58-jährigen Frau mit autonomisierter Struma diffusa und hyperthyreoter Stoffwechsellage. Keine kardialen Beschwerden.

I

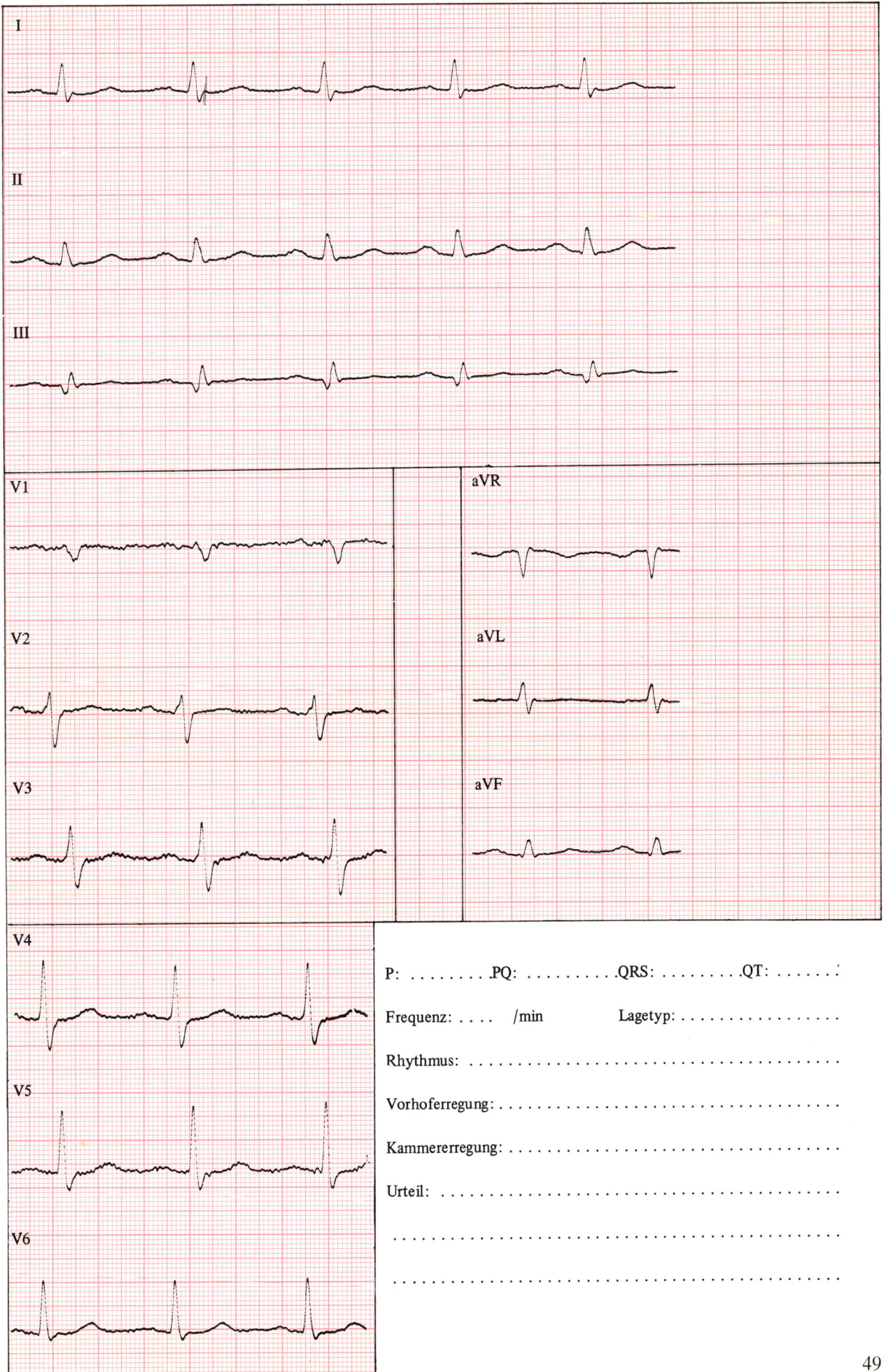

II

III

V1

V2

V3

V4

V5

V6

aVR

aVL

aVF

P: . . . . PQ: . . . . QRS: . . . . QT: . . . .

Frequenz: . . . . /min   Lagetyp: . . . .

Rhythmus: . . . .

Vorhoferregung: . . . .

Kammererregung: . . . .

Urteil: . . . .

. . . .

. . . .

EKG 21

P: 0,1 s   PQ: 0,17 s   QRS: 0,11 s   QT: 0,36 s
Frequenz: 91/min   Lagetyp: Linkstyp
Rhythmus: Sinusrhythmus
Vorhoferregung: Unauffällig; Überleitungszeit bezogen auf Frequenz verlängert.
Kammererregung: M-förmig deformierter QRS-Komplex in I, II und V6 mit Verspätung des OUP (0,07 s). Pathologische Q-Zacken in Ableitung II, III, aVF mit flachen bzw. negativen T-Wellen. Muldenförmige Senkung der ST-Strecke in Ableitung I, aVL und V2 - V6. Geringgradige Anhebung von ST in Ableitung III.
Urteil: Inkompletter Linksschenkelblock. Nicht mehr frischer inferiorer Infarkt.

Anmerkung: Von inkomplettem LSB spricht man, wenn zwar Zeichen eines LSB vorliegen, d. h. Verspätung des OUP in V5/6 auf mehr als 0,055 s, die Breite des QRS-Komplexes aber weniger als 0,12 s beträgt. Ursächlich liegt häufig eine Linkshypertrophie mit sekundärer Verzögerung der linksventrikulären Erregungsleitung vor.
Die pathologischen Q-Zacken in Ableitung II, III und aVF sind Zeichen eines inferioren Infarktes. Im gleichen Sinne sind die deutlichen ST-Streckensenkungen und V2 - V6 und die noch geringfügige ST-Hebung in Ableitung II, III und aVF zu deuten. Insgesamt scheint ein subakutes Stadium des Infarktes vorzuliegen. Ursache des inferioren Infarktes ist ein Verschluß oder eine höhergradige Stenose der rechten Koronararterie.

Das EKG stammt von einem 68-jährigen Mann, bei dem einige Tage zuvor ein Hirninfarkt im Bereich der linken Arteria cerebri posterior aufgetreten war. Vor einigen Monaten war bereits ein Infarkt im rechten Arteria cerebri media-Bereich aufgetreten. Im Vordergrund standen Gesichtsfeldausfälle und Sehstörungen. Der Patient ist hyperton. Die Blutdruckwerte lagen bei 160/110 mmHg unter Therapie. An ein Infarktereignis kann sich der Patient nicht erinnern. Ein Zusammenhang zwischen dem inferioren Herzinfarkt und den Arteria cerebri-Infarkten, z.B. durch einen vom Herzen ausgehenden Embolus, ist durchaus möglich.

I		aVR	
II		aVL	
III		aVF	
V1			
V2			
V3			
V4			
V5			
V6			

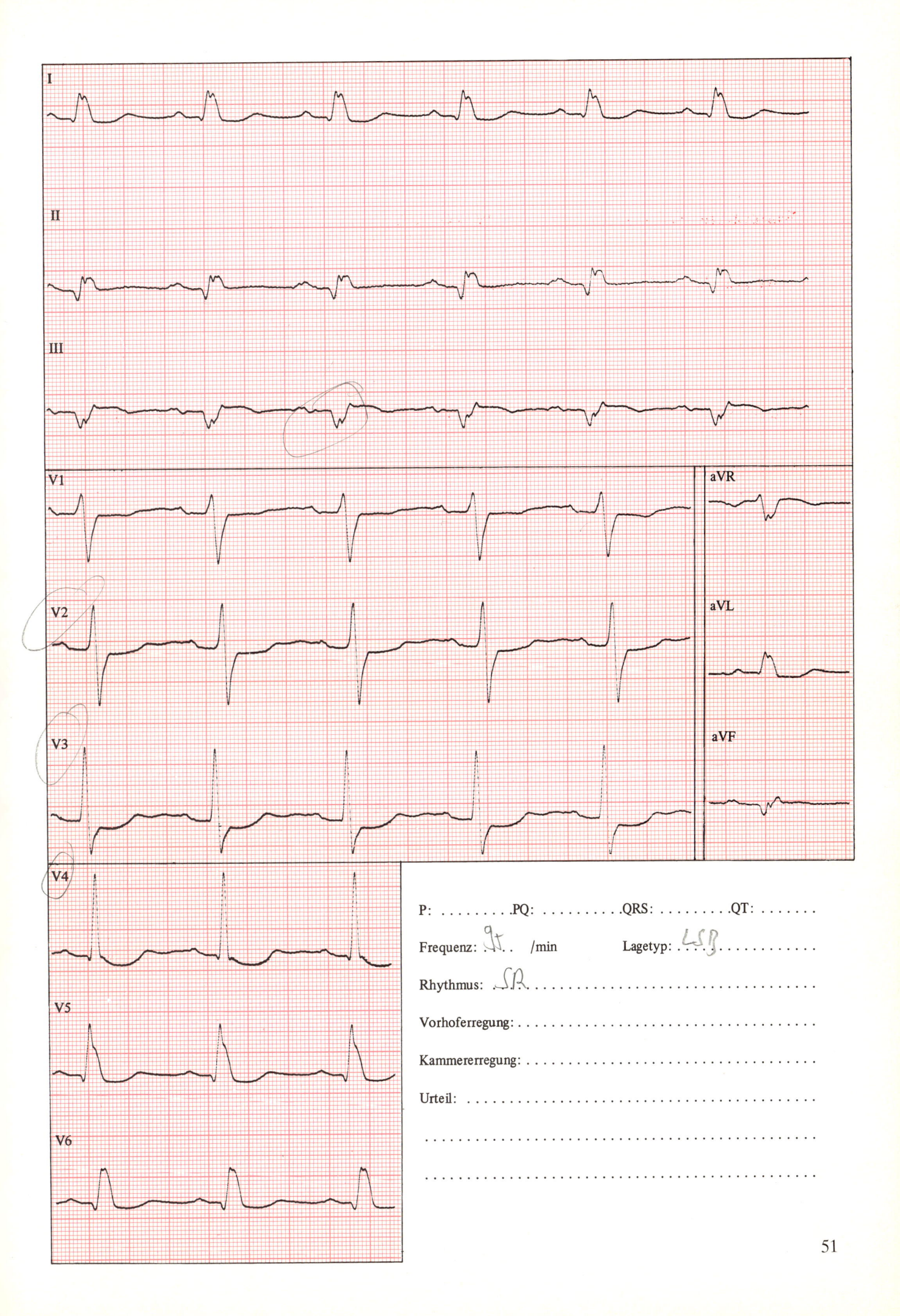

P: .... PQ: .... QRS: .... QT: ....

Frequenz: 9t../min   Lagetyp: LSB

Rhythmus: SR

Vorhoferregung: ....

Kammererregung: ....

Urteil: ....

51

EKG 22

P: 0,08 s PQ: 0,1 s QRS: 0,12 s QT: 0,42 s
Frequenz: 60 - 64/min Lagetyp: Linkstyp
Rhythmus: Sinusrhythmus
Vorhoferregung: unauffällig; verkürzte PQ-Zeit.
Kammererregung: δ-Wellen in Ableitung I, II, III, aVR und V1 - V6
Urteil: Atypisches Wolff-Parkinson-White (WPW)- Syndrom

Anmerkung: Beim WPW-Syndrom kommt es durch ein zusätzliches, akzessorisches Bündel zu einer vorzeitigen Erregung der Kammermuskulatur (Präexzitation). Man unterscheidet einen Typ A, bei dem die δ-Welle in Ableitung V1 positiv ist, vom Typ B, bei dem sie in V1 negativ ist. Beim Typ A liegt ein linkes, beim Typ B ein rechtes akzessorisches Bündel vor, im Falle des typischen WPW-Syndroms ein sog. Kentsches Bündel. Es gibt jedoch auch noch andere akzessorische AV-Muskelbündel wie das James Bündel und die Maheimschen Fasern.
Ein verkürztes PQ-Intervall ohne δ-Welle, bedingt durch ein James Bündel liegt dem LGL-Syndrom zugrunde. Beim atypischen WPW-Syndrom vom Typ Maheim findet sich zwar eine δ-Welle, jedoch ist die PQ-Zeit normal lang. Bei gleichzeitiger Präexzitation über ein James-Bündel oder über Maheimsche Fasern kann sich im EKG wieder das typische WPW-Bild zeigen. WPW-Syndrom bzw. atypische WPW-Syndrome sind meistens angeboren, nur selten erworben (Koronarinsuffizienz, Myokarditis, Endokarditis, Hyperthyreose als mögliche Ursachen). Die häufigsten Komplikationen sind paroxysmale, supraventrikuläre Tachykardien. Das vorliegende EKG bietet ein atypisches Bild, weil die Endstrecke hier nicht wie zu erwarten diskordant ist.

Das EKG stammt von einer 43-jährigen Frau, die wegen anfallsweisen Herzjagens zur Untersuchung kam. Durch das Langzeit-EKG wurden paroxysmale, supraventrikuläre Tachykardien bestätigt. Typischerweise kam es nach den tachykarden Phasen zu vermehrtem Harndrang.

| I | | | | |

| II | | | | |

| III | | | | |

V1		aVR	
V2		aVL	
V3		aVF	

V4	
V5	
V6	

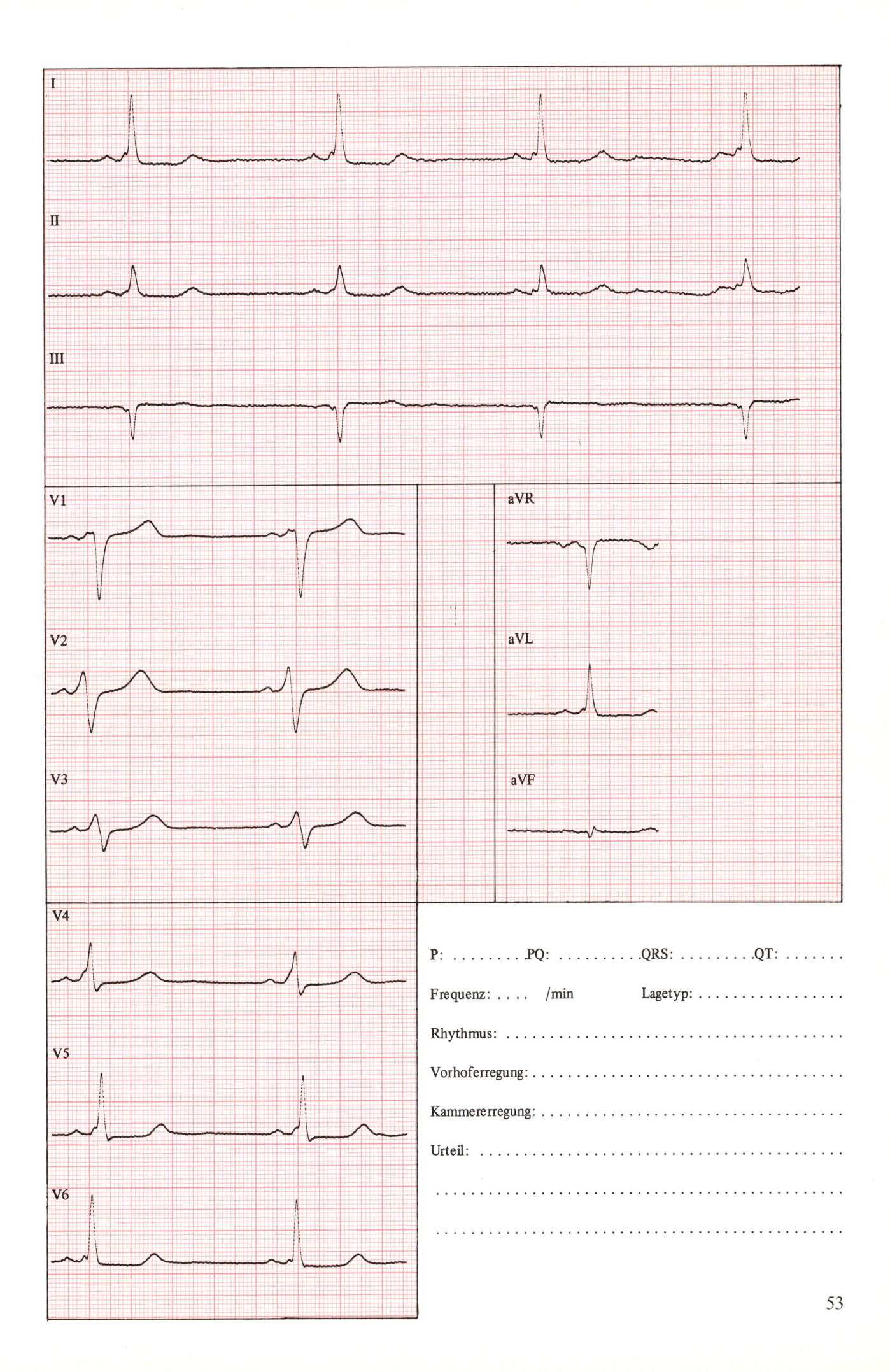

P: .... PQ: .... QRS: .... QT: ....

Frequenz: .... /min   Lagetyp: ....

Rhythmus: ....

Vorhoferregung: ....

Kammererregung: ....

Urteil: ....

....

....

EKG 23

P: 0,09 s   PQ: 0,18 s   QRS: 0,07 s   QT: 0,36 s
Frequenz: 66/min   Lagetyp: Indifferenz- bis Linkstyp
Rhythmus: Sinusrhythmus
Vorhoferregung: unauffällig
Kammererregung: Splitterung des QRS-Komplexes in Ableitung V1. Geringfügige konkave ST-Hebung in Ableitung V3 - V6
Urteil: Unauffälliger Kurvenverlauf

Anmerkung: Die Splitterung bzw. Knotung in V1 ist in der Regel bedeutungslos. Die geringe ST-Hebungen im vorliegenden EKG sind durch die relativ niedrige Frequenz erklärbar.

Das EKG stammt von einem 35-jährigen, herzgesunden Mann.

I			

| II | | | |

| III | | | |

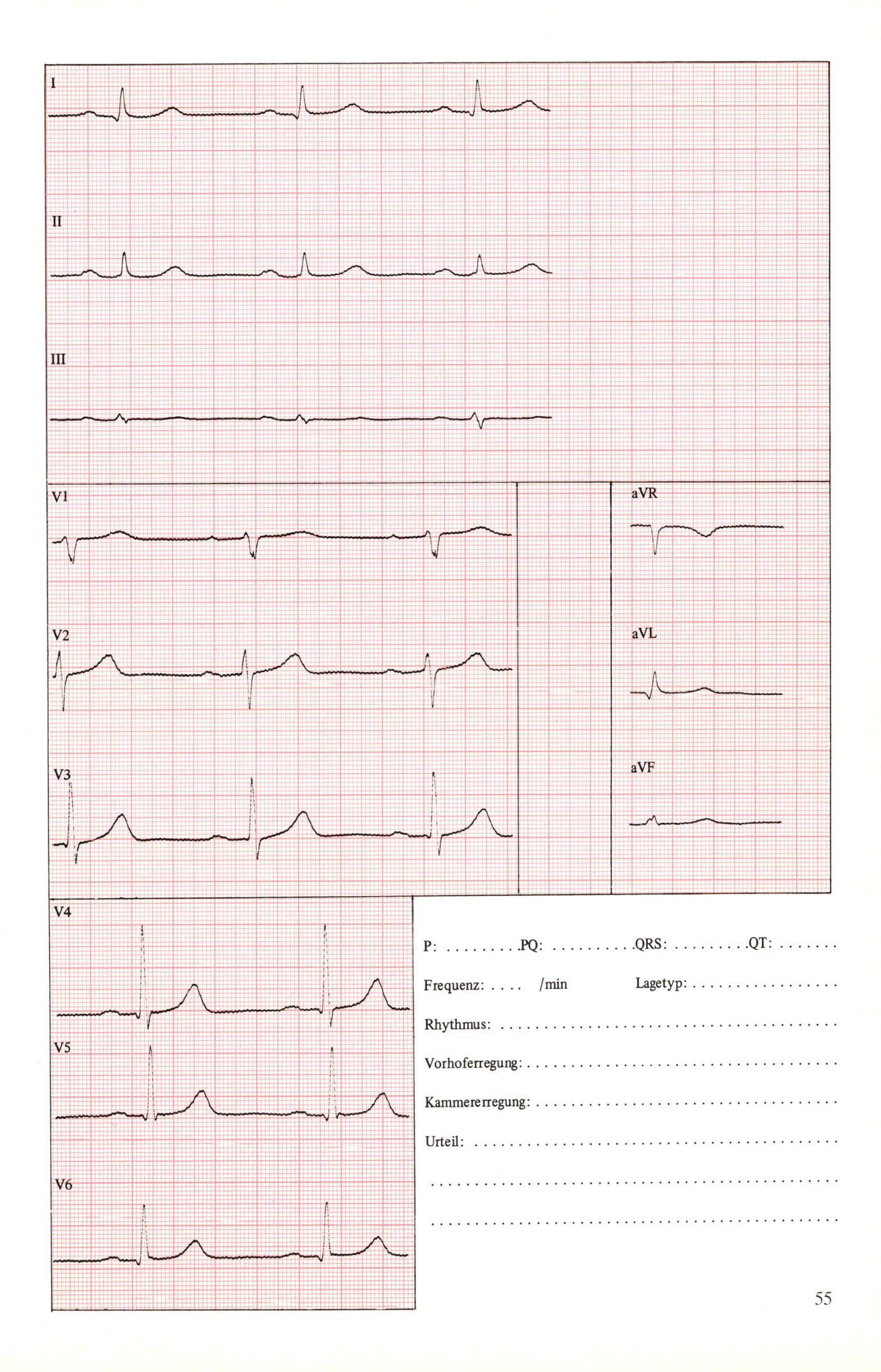

V1				aVR

| V2 | | | | aVL |

| V3 | | | | aVF |

V4		

| V5 | | |

| V6 | | |

P: .... PQ: .... QRS: .... QT: ....

Frequenz: .... /min   Lagetyp: ....

Rhythmus: ....

Vorhoferregung: ....

Kammererregung: ....

Urteil: ....

....

....

55

EKG 24

P: 0,09 s PQ: 0,15 s QRS: 0,09 s QT: 0,40 s
Frequenz: 59/min Lagetyp: Indifferenz- Linkstyp
Rhythmus: Sinusrhythmus
Vorhoferregung: unauffällig
Kammererregung: T-Wellen negativ in Ableitung I, II, III, aVF und V3 - V6
Urteil: Die terminal negativen T-Wellen in fast allen Ableitungen sprechen für eine ubiquitäre Außenschichtschädigung. Denkbar wäre das reaktive Folgestadium (Stadium II bis III) einer Perikarditis.

Anmerkung: Leider sind im vorliegenden EKG die T-Wellen der Goldberg-Ableitungen nicht zu sehen. aVF war jedoch im Original-EKG negativ. Das vorliegenden EKG ist schwer gegen einen nicht-transmuralen Vorderwandinfarkt abzugrenzen, bei dem sich die negativen T-Wellen in die Ableitungen I, aVL und V2-V5 pojizieren können. Auch eine entzündliche, toxische oder traumatische Herzmuskelerkrankung könnte einem derartigen Kurvenverlauf zugrunde liegen.

Das EKG stammt von einem 56-jährigen Mann, bei dem seit Jahren ein Hypertonus bekannt ist. Die Blutdruckwerte liegen unter Therapie bei 180/100 mmHg. Der Patient hat keine kardialen Beschwerden und fühlt sich körperlich voll belastungsfähig. Rö.-Thorax und Echokardiografie erbrachten keine richtungsweisenden Befunde. Laborchemisch fand sich kein Hinweis auf ein entzündliches Geschehen.

I			
II			
III			
V1		aVR	
V2		aVL	
V3		aVF	
V4			
V5			
V6			

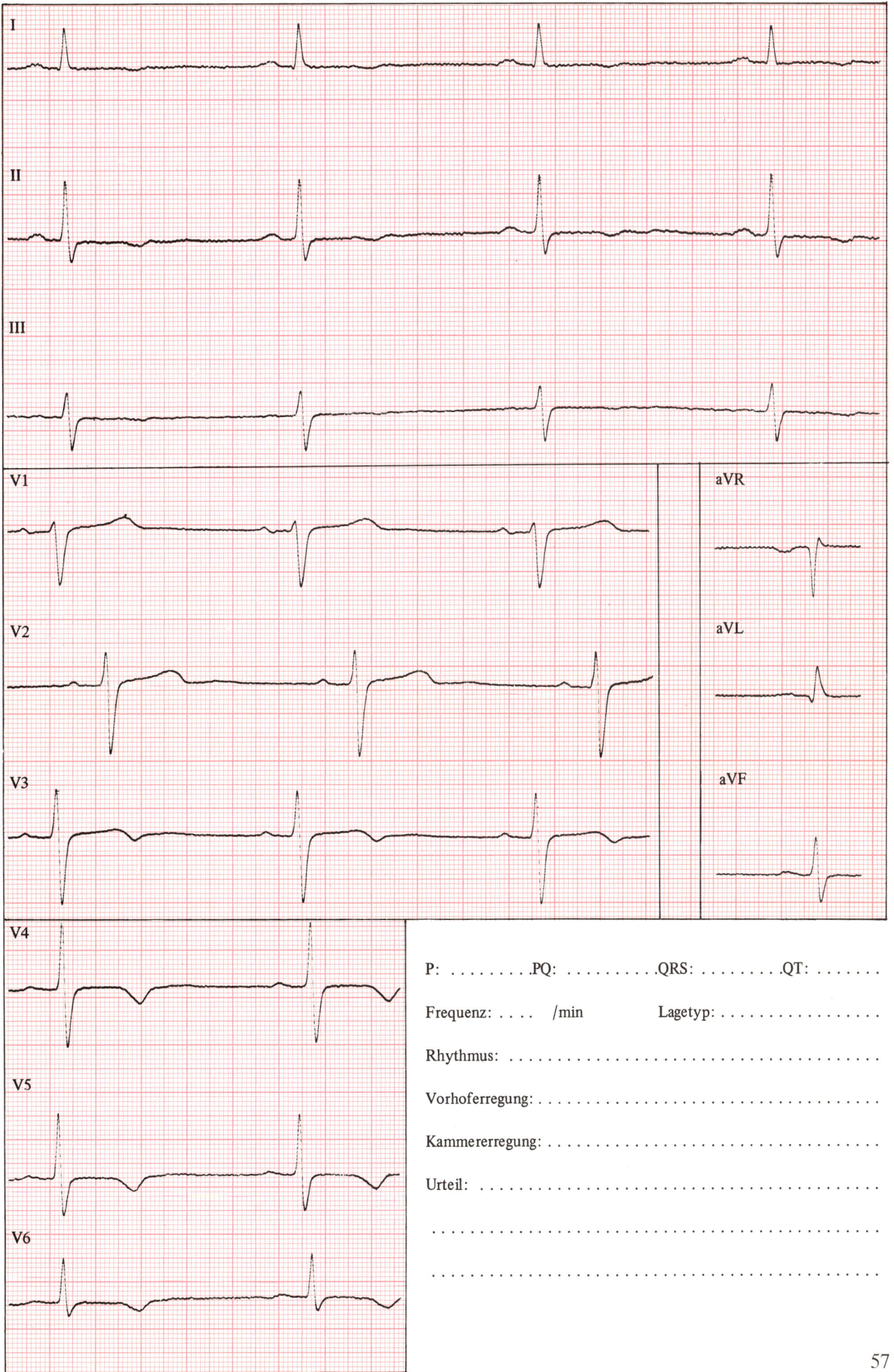

P: ....PQ: ....QRS: ....QT: ....

Frequenz: .... /min   Lagetyp: ....

Rhythmus: ....

Vorhoferregung: ....

Kammererregung: ....

Urteil: ....

....

....

57

EKG 25

P: 0,08 s PQ: 0,22 s QRS: 0,1 s QT: 0,43 s
Frequenz: 55/min Lagetyp: Indifferenz- Linkstyp
Rhythmus: Sinusrhythmus
Vorhoferregung: Abflachung von P in den Brustwandableitungen; AV-Block I. Grades
Kammererregung: Hohe, zeltförmige T-Wellen V2 - V5. QRS-Komplexe sonst unauffällig. Leichte konkavbogige ST-Hebungen von V2 - V6.
Urteil: **Sinusbradykardie mit AV-Block I. Grades.**

Anmerkung: Eine Sinusbradykardie findet sich häufig bei erhöhtem Vagustonus. Typischerweise liegt die Frequenz unter 60/min. Die P-Wellen sind flach, PQ-Zeit ist verlängert (in der Regel nicht über 0,2 s). Die T-Wellen sind meist hoch positiv. Bei extremer Bradykardie finden sich außerdem die auch im vorliegenden EKG auffälligen leichten konkavbogigen ST-Hebungen.
Schwierigkeiten ergeben sich unter Umständen bei der Abgrenzung zu einem EKG bei Hyperkaliämie, bei dem sich charakteristischerweise hohe, zeltförmige, schmalbasige T-Wellen in V2 - V5 finden. Meist liegt eine Verbreiterung der S-Zacke bzw. des QRS-Komplexes vor. Häufig treten gleichzeitig Extrasystolen auf.

Das EKG stammt von einem 42-jährigen Mann, bei dem es am Vorabend plötzlich zu Schwindelgefühl und Hörverschlechterung kam. Es wurde der Verdacht auf einen Morbus Menière geäußert. Kardiale Beschwerden waren nicht aufgetreten. Der Patient fühlt sich voll belastbar. Das Serumkalium lag mit 4,9 mval/l im oberen Normbereich.

I			
II			
III			
V1			aVR
V2			aVL
V3			aVF
V4			
V5			
V6			

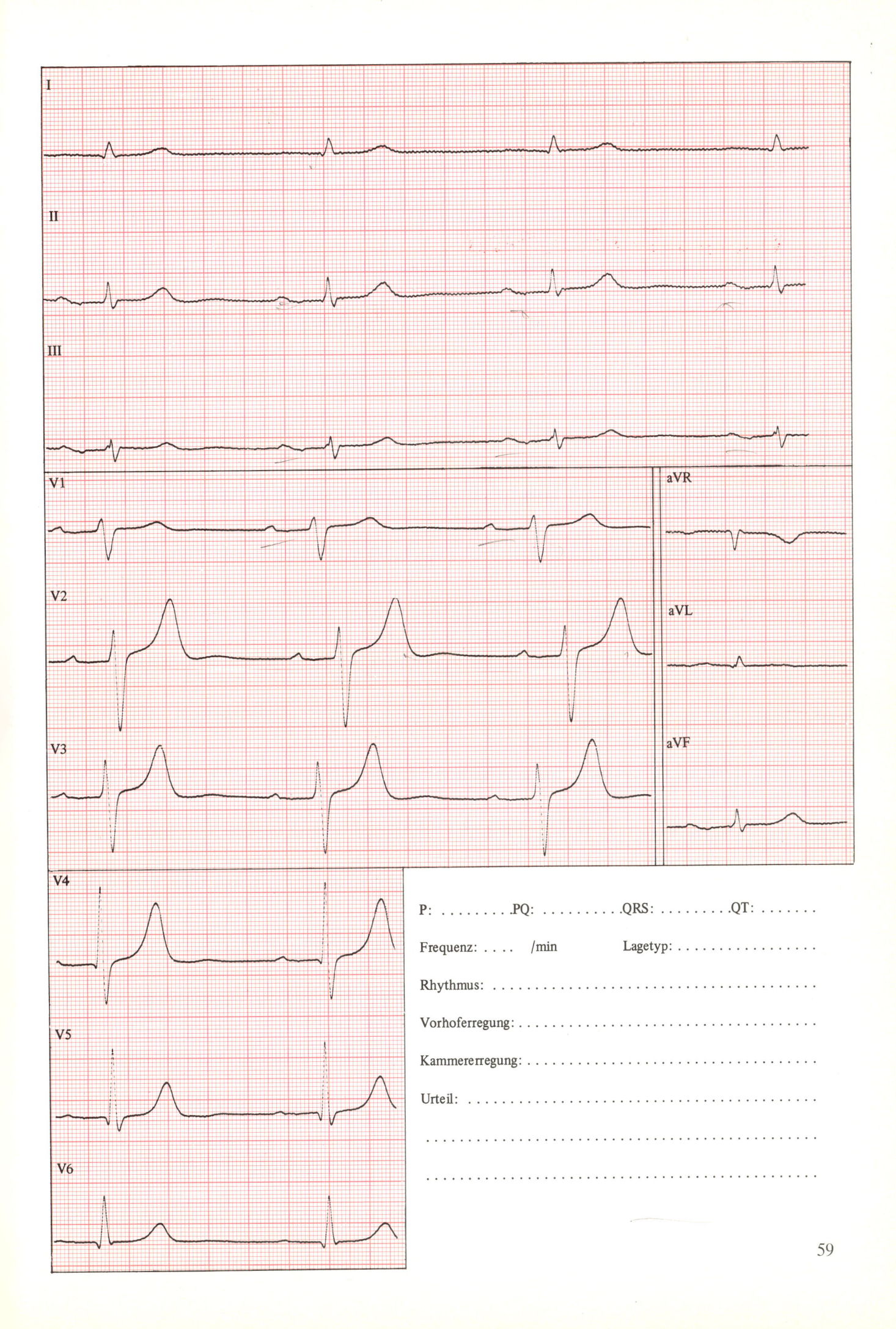

P: .... PQ: .... QRS: .... QT: ....

Frequenz: .... /min   Lagetyp: ....

Rhythmus: ....

Vorhoferregung: ....

Kammererregung: ....

Urteil: ....

....

....

59

EKG 26

P: 0,08 s PQ: 0,18 s QRS: 0,12 s QT: 0,34 s
Frequenz: 74/min Lagetyp: überdrehter Linkstyp ($\alpha \cong -50°$)
Rhythmus: Sinusrhythmus
Vorhoferregung: unauffällig
Kammererregung: M-förmig deformierter QRS-Komplex in V1 - V3. Plumpe S-Zacken in den linkspräkardialen Ableitungen. Diskordante Endstrecken V1 - V3. Verspätung des OUP in V1 auf 0,09 s.
Urteil: Rechtsschenkelblock und Verdacht auf linksanterioren Hemiblock.

Anmerkung: Im EKG zeigen sich die typischen Veränderungen des Rechtsschenkelblocks mit M-förmig deformierten QRS-Komplexen in den Ableitungen V1 - V3 sowie plumpen S-Zacken in den linkspräkardialen Ableitungen. Gleichzeitig liegt ein überdrehter Linkstyp vor im Sinne eines linksanterioren Hemiblocks. Es liegt somit ein bifaszikulärer Block vor. Die Ursache für das häufig gemeinsame Auftreten von RSB und linksanteriorem Hemiblock liegt in der gemeinsamen Blutversorgung des rechten Tawara-Schenkels und des linksanterioren Faszikels des linken Schenkels durch den Ramus interventricularis anterior der linken Koronararterie. Entsprechend liegt der EKG-Veränderung häufig eine höhergradige Stenose oder ein Verschluß dieses Gefäßes zugrunde (z.B. Vorderwandinfarkt). Allgemeine Ursachen sind die Koronarsklerose, gelegentlich Myokarditis, ferner rechtsventrikuläre Druck- oder Volumenbelastung: Ein überdrehter Linkstyp mit komplettem bzw. inkomplettem RSB ist ein wichtiges Leitsymptom für einen Vorhofseptumdefekt vom Primumtyp. - Siehe auch Anmerkung zu den EKGs 3, 55 und 58.

Das EKG stammt von einer 78-jährigen Frau mit einem seit 1 1/2-Jahren bekannten IgG-Plasmozytom mit multiplen Osteolysen im gesamten Skelettsystem. Die Patientin wird zytostatisch behandelt. Seit Jahren ist außerdem ein Bluthochdruck bekannt, der medikamentös befriedigend eingestellt ist (Werte um 150/95 mmHg). Die körperliche Belastbarkeit der Patientin ist nicht zuletzt durch die Tumorerkrankung deutlich eingeschränkt (Dyspnoe schon nach 10 Stufen). Anamnestisch kein Hinweis auf ein Infarktereignis.

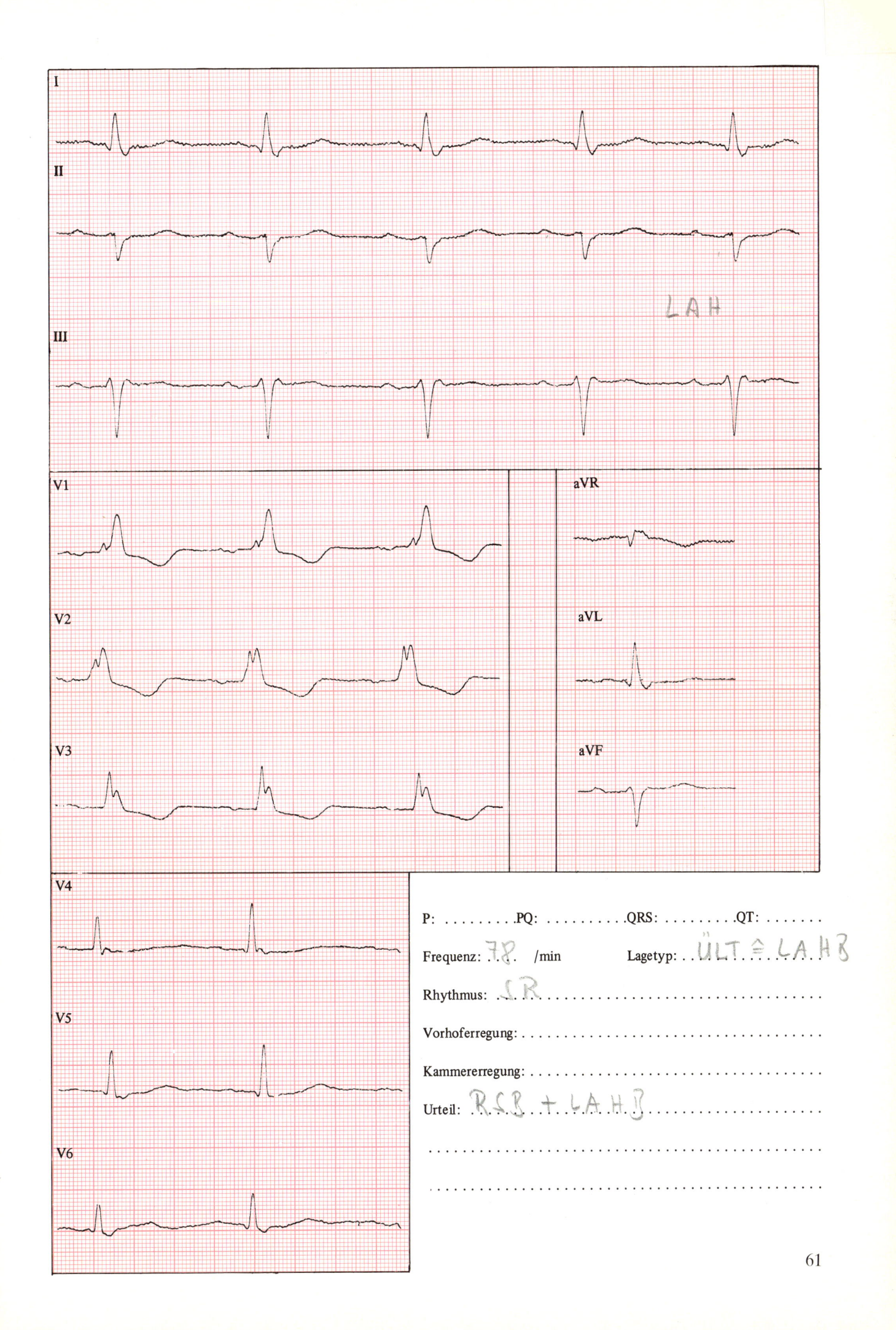

Frequenz: 78 /min	Lagetyp: ÜLT ≙ LAHB	
Rhythmus: SR		
Vorhoferregung:		
Kammererregung:		
Urteil: RSB + LAHB		

EKG 27

P: 0,1 s PQ: 0,16 s QRS: 0,09 s QT: 0,38 s
Frequenz: 65/min Lagetyp: Linkstyp
Rhythmus: Sinusrhythmus
Vorhoferregung: unauffällig
Kammererregung: Deutliche Q-Zacke und präterminal negative T-Welle in Ableitung III. Angedeutete Q-Zacke in aVF. Sonst unauffällige QRS-Komplexe. Verschiebung der Übergangszone nach Links (V5).
Urteil: Sogenannter Q-III-Linkstyp. Sonst unauffälliger Kurvenverlauf

Anmerkung: Die Q-Zacken in Ableitung III überschreiten die Dauer von 0,03 s nicht. In Ableitung II und aVF fehlt ein auffälliges Q. Bei tiefer Inspiration wird das Q deutlich kleiner, und es kommt zur Rückbildung der Endstreckenveränderungen. Kein pathologischer EKG-Befund!

Das EKG stammt von einem 28-jährigen Mann, der bis auf eine chronische Tonsillitis klinisch unauffällig ist. Das Herz ist röntgenologisch normal groß. Echokardiografisch ergaben sich keine richtungsweisenden Veränderungen.

I					

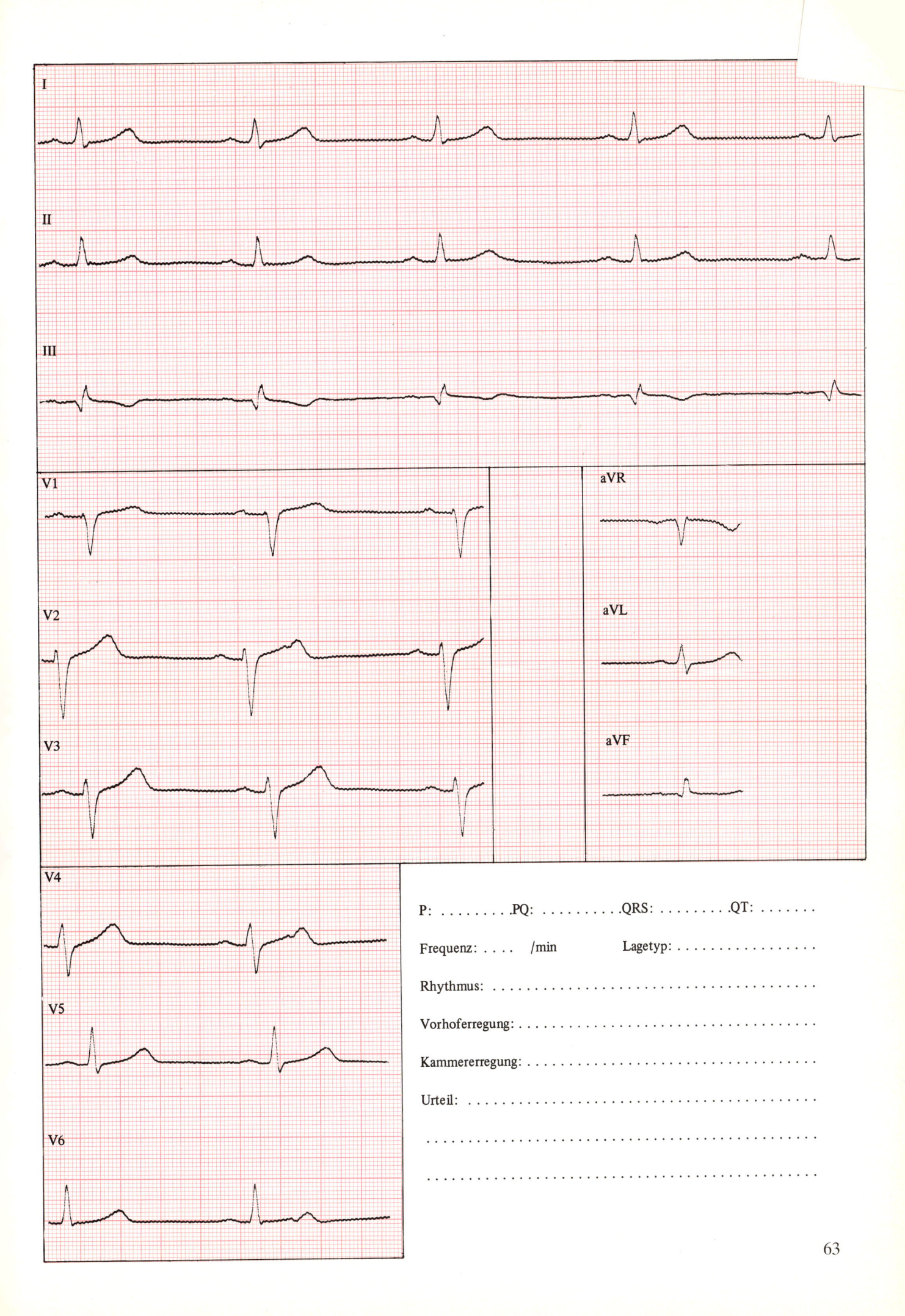

P: ....PQ: ....QRS: ....QT: ....

Frequenz: ..... /min   Lagetyp: ....

Rhythmus: ....

Vorhoferregung: ....

Kammererregung: ....

Urteil: ....

....

....

63

EKG 28

P: --- PQ: --- QRS: 0,09 s QT: 0,33 s
Frequenz: 77-85/min   Lagetyp: Steiltyp
Rhythmus: absolute Arrhythmie
Vorhoferregung: Flimmern
Kammererregung: Deszendierende ST-Strecken in Ableitung II, III, aVF und V5 bis V6 (0,2 - 0,25 mV) und präterminal negative T-Wellen.
Urteil: Endstreckenveränderungen im Sinne einer Innenschichtalteration bei Verdacht auf Koronarinsuffizienz.

Anmerkung: Differentialdiagnostisch wäre auch an eine ST-Senkung bei Digitalismedikation zu denken. Vergl. EKGs 3 und 10.

Das EKG stammt von einer 69-jährigen Frau mit kompensierter Herzinsuffizienz bei seit Jahren bekanntem Hypertonus (Blutdruckwerte um 170/110 mmHg). Eine Woche vor Vorstellung erlitt die Patientin eine transitorische ischämische Attacke. Seit 4 Wochen kein Digitalis mehr.

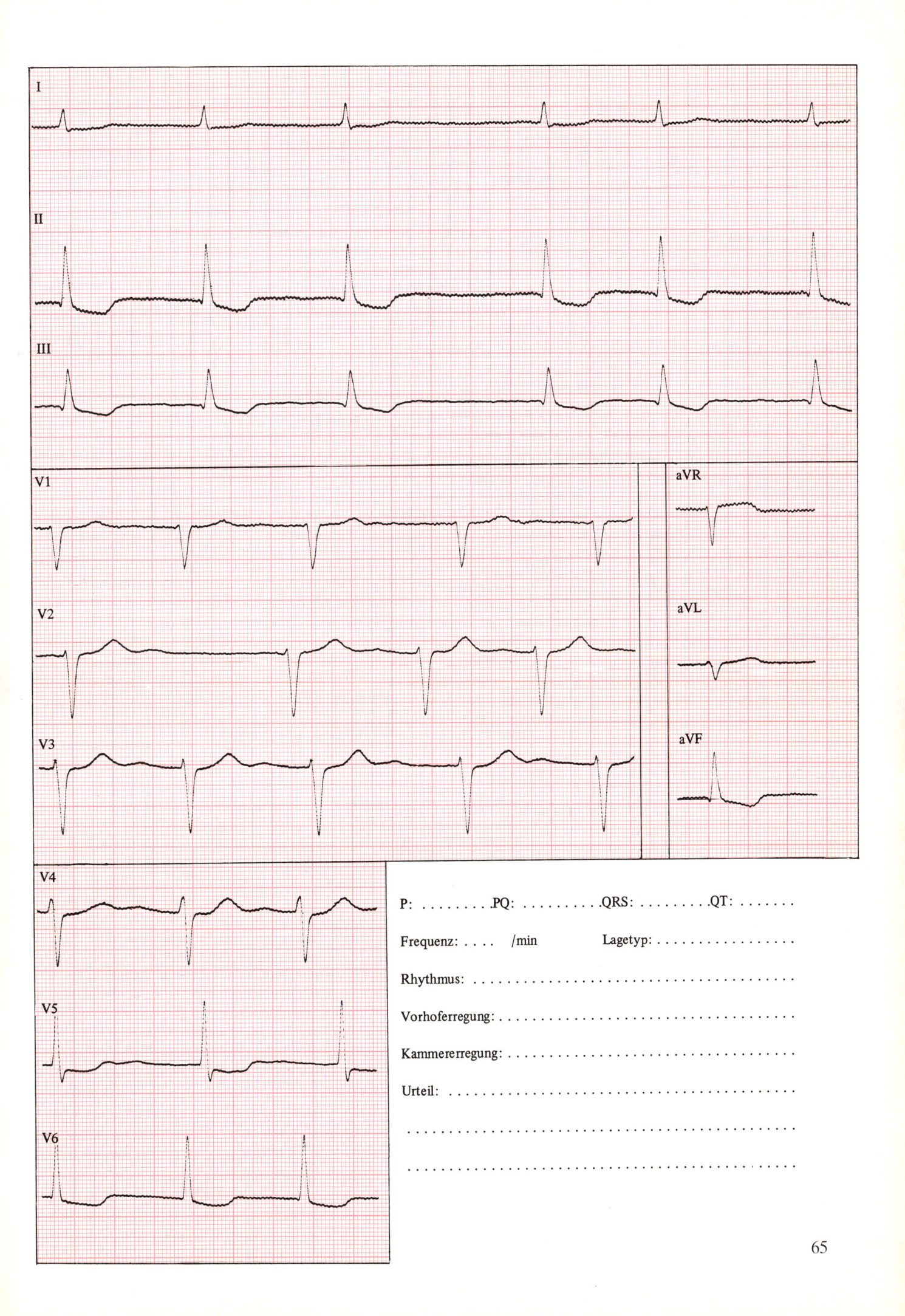

P:	PQ:	QRS:	QT:	
Frequenz: /min		Lagetyp:		
Rhythmus:				
Vorhoferregung:				
Kammererregung:				
Urteil:				

EKG 29

P: 0,08 s   PQ: 0,18 s   QRS: 0,08 s   QT: 0,36 s
Frequenz: 85/min   Lagetyp: Linkstyp
Rhythmus: Sinusrhythmus
Vorhoferregung: unauffällig
Kammererregung: unauffällig
Urteil: Unauffälliger Kurvenverlauf

Anmerkung: Das EKG stammt von einer 58-jährigen Frau mit Adipositas permagna, insulinpflichtigem Diabetes mellitus und schwerem Hypertonus (230/140 mmHg). Kardiale Beschwerden wurden nicht angegeben.

P:	PQ:	QRS:	QT:	

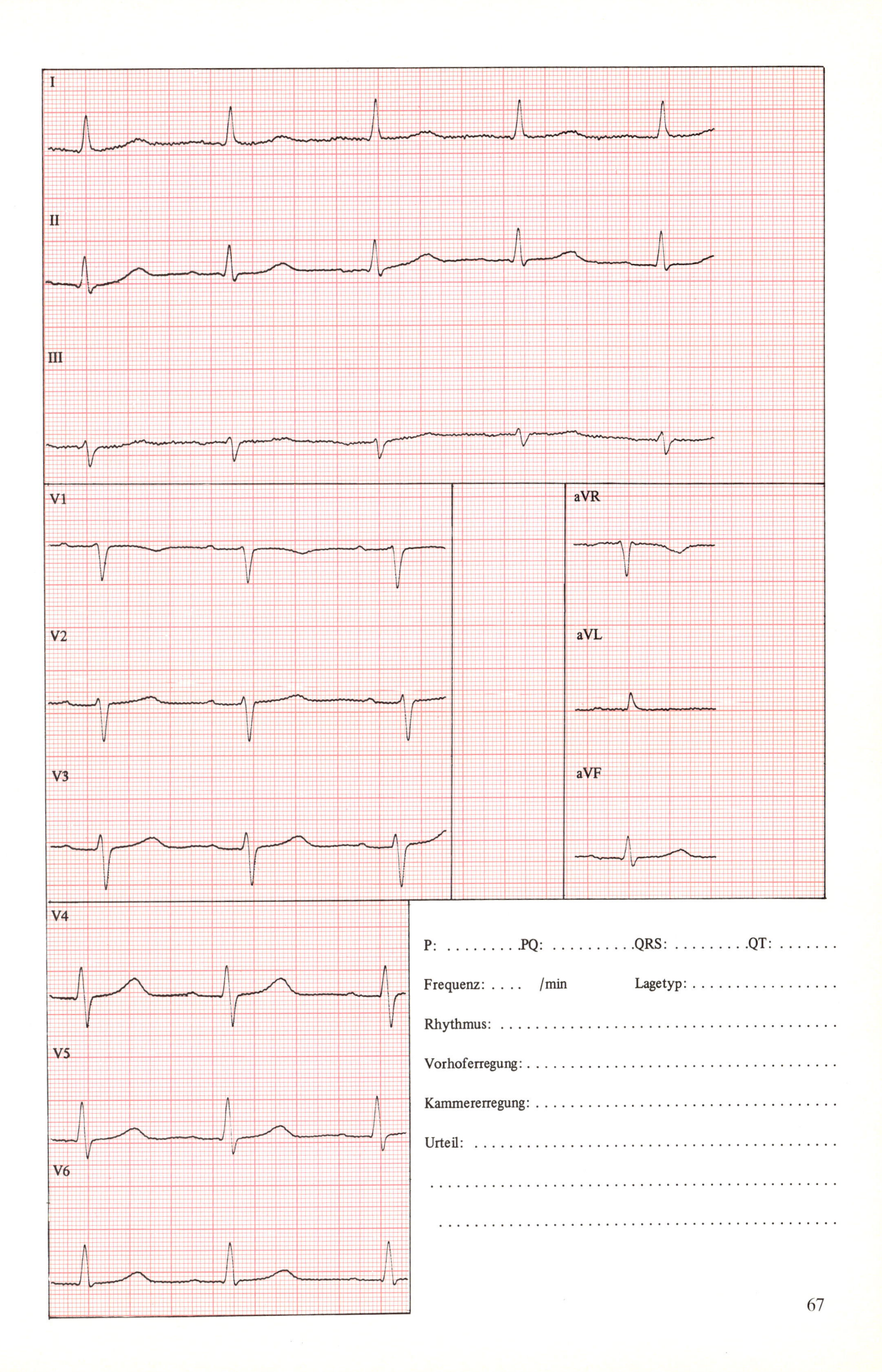

Frequenz: .... /min   Lagetyp: ....

Rhythmus: ....

Vorhoferregung: ....

Kammererregung: ....

Urteil: ....

....

....

67

EKG 30

P: 0,09 s PQ: 0,15 s QRS: 0,15 s QT: 0,41 s
Frequenz: 87/min Lagetyp: überdrehter Linkstyp ($\alpha \cong -60°$)
Rhythmus: Sinusrhythmus
Vorhoferregung: Biphasische P-Wellen V1 und V2
Kammererregung: M-förmig deformierter QRS-Komplex in V1 und V2. Plumpe S-Zacken in den linkspräkardialen Ableitungen. Diskordante Endstrecken V1 - V2. Verspätung des OUP in V1 auf 0,11 s.
Urteil: Rechtsschenkelblock und linksanteriorer Hemiblock.

Anmerkung: Das EKG zeigt wiederum die typischen Veränderungen des Rechtsschenkelblocks mit den M-förmig deformierten QRS-Komplexen (rsR'-Form) in Ableitung V1 und V2 und den plumpen S-Zacken in den linkspräkardialen Ableitungen. Ferner besteht ein überdrehter Linkstyp im Sinne eines linksanterioren Hemiblocks. Somit liegt ein bifaszikulärer Block vor. Vgl. auch Anmerkung EKGs 26, 35 und 58.

Das EKG stammt von einer 65-jährigen Frau, die wegen des bifaszikulären Blocks einen Herzschrittmacher erhalten hatte (VVI-Typ), nachdem es in der Vergangenheit zweimal zu Synkopen gekommen war (nicht eindeutig geklärt). Die Schrittmacherfunktion war nach Ausschalten des Demand-Mechanismus regelrecht. Da die Eigenfrequenz des Herzens über der Basisfrequenz des Schrittmachers liegt, ist die Schrittmacheraktivität unterdrückt: Seit der Versorgung mit dem Herzschrittmacher sind keine kardialen Beschwerden bzw. Synkopen mehr aufgetreten.

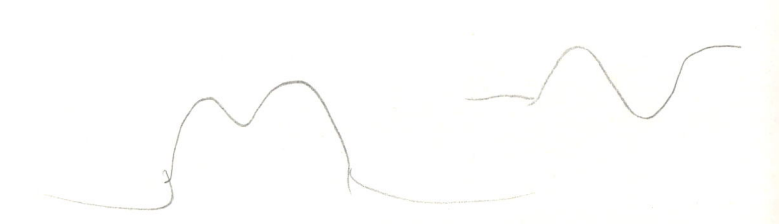

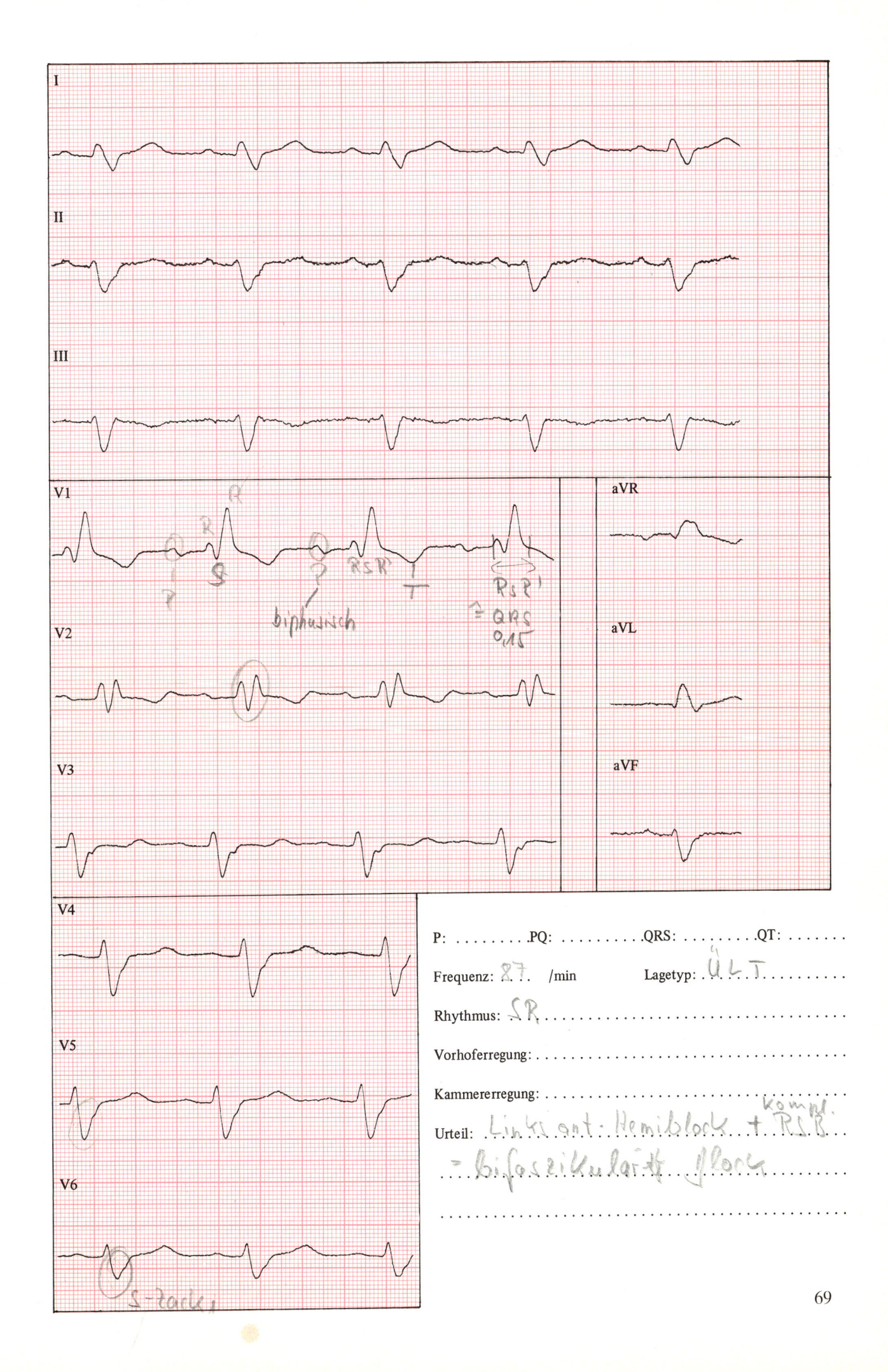

P: .... PQ: .... QRS: .... QT:	
Frequenz: 87 /min	Lagetyp: ÜLT
Rhythmus: SR	
Vorhoferregung:	
Kammererregung:	
Urteil: Links ant. Hemiblock + kompl. RSB = bifaszikulärer Block	

Annotations on V1: P, Q, R, S, RSR', biphasisch, T, RsR' ≙ QRS 0,15

Annotation on V6: S-Zacke

69

EKG 31

P: 0,08 s   PQ: 0,16 s   QRS: 0,07 s   QT: 0,33 s
Frequenz: 100/min   Lagetyp: überdrehter Linkstyp
Rhythmus: Sinusrhythmus
Vorhoferregung: P angedeutet biphasisch in V1, zweigipflig in V2 - V4.
Kammererregung: Allgemeine Niedervoltage. Knotung im QRS-Komplex V1. Negative T-Wellen V2.
Urteil: Allgemeine Niedervoltage, unspezifische Rechtsverspätung.

Erregungsausbreitungsstör.

Anmerkung: Eine Niederspannung kann durch einen myokardialen Potentialverlust (Myokarditis, toxische Herzmuskelschädigung, Amyloidose, Hypothyreose, Kardiosklerose), perikardiale Potentialverminderung (Perikarderguß), extrakardialen Potentialverlust (Ödeme, Myxödem, Emphysem) oder Leitungsstörungen (z.B. Arborisationsblock) bedingt sein.

Das EKG stammt von einem 24-jährigen Mann, bei dem seit fünf Jahren ein Morbus Hodgkin bekannt ist. Nach Diagnosestellung wurde eine Radiatio (oberes Mantelfeld) durchgeführt. Röntgenologisch war jetzt eine Herzvergrößerung aufgefallen. Seit Jahren ist außerdem eine Tachykardie bekannt. Echokardiografisch konnte ein ausgeprägter Perikarderguß nachgewiesen werden, möglicherweise als Bestrahlungsfolge oder im Rahmen der Grunderkrankung.

P:	PQ:	QRS:	QT: ....

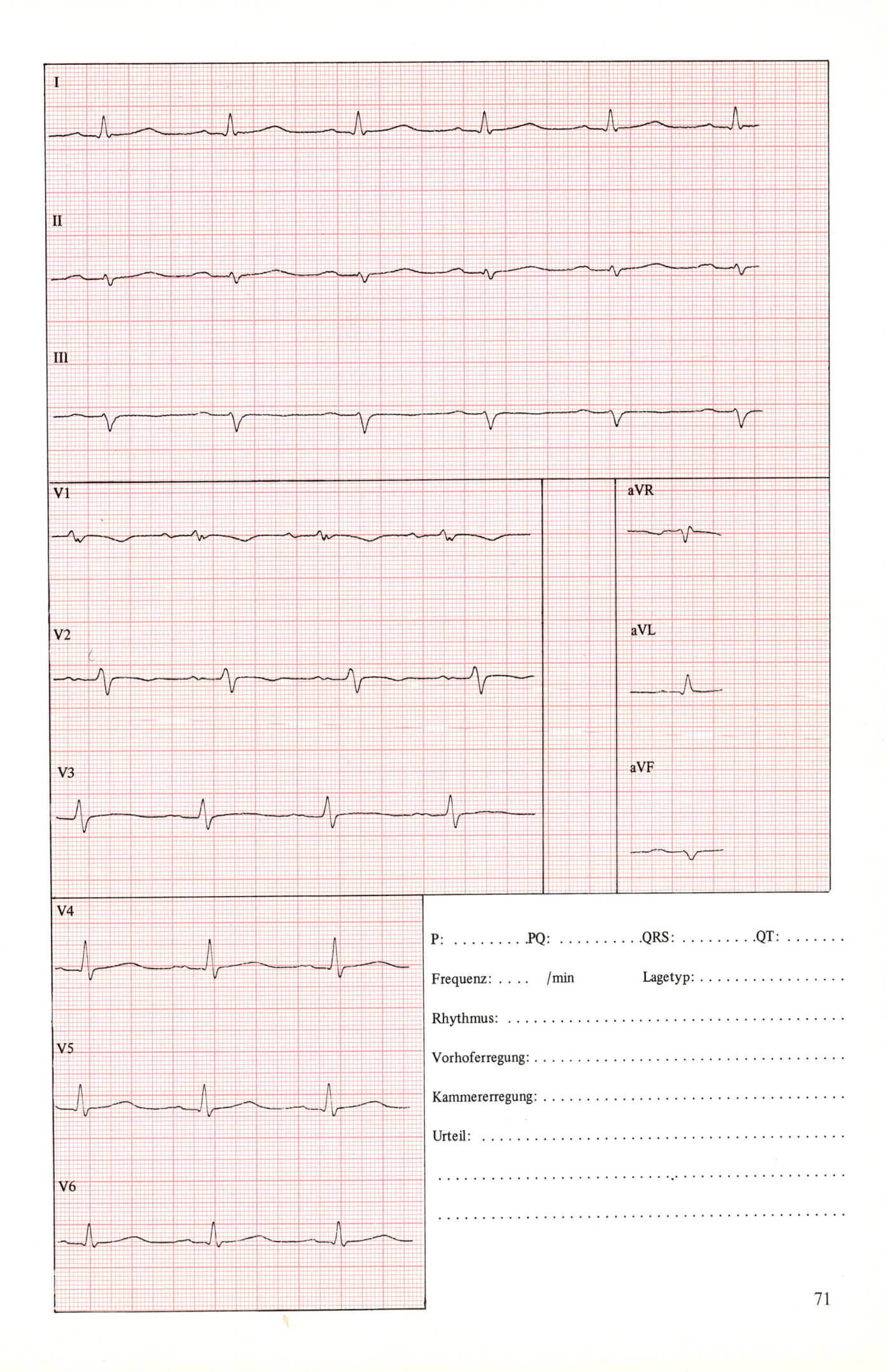

Frequenz: .... /min   Lagetyp: ....

Rhythmus: ....

Vorhoferregung: ....

Kammererregung: ....

Urteil: ....

....

....

EKG 32

P: 0,12 s   PQ: 0,16 s   QRS: 0,12 s   QT: 0,36 s
Frequenz: 69/min   Lagetyp: Linkstyp
Rhythmus: Sinusrhythmus
Vorhoferregung: P abgeflacht und verbreitert
Kammererregung: Kerbungen in Ableitungen I, III, aVL und aVF. Negative T-Wellen von V1 - V4.
Urteil: Verdacht auf einen rudimentären (nicht transmuralen) Vorderwandinfarkt. Alternativ wäre an eine umschriebene Myokarditis, traumatische Herzmuskelschädigung, metabolische Störungen oder einen Zustand nach Radiatio der linken Thoraxhälfte zu denken.

Anmerkung: Beim rudimentären, nicht transmuralen Vorderwandinfarkt ist der QRS-Komplex kaum verändert. Es finden sich nur selten Alterationen in den Extremitätenableitungen. Die in den Brustwandableitungen nachweisbaren typischen EKG-Veränderungen sind vorwiegend spitz-negative T-Wellen besonders in V2 - V4. Diese Veränderungen sind meist reversibel. Als Residuum bleibt oft nur eine Sattelbildung in der Spitze der T-Welle zurück. Ohne klinische Symptomatik und ohne Laborbefunde (Enzymdiagnostik) ist eine eindeutige Differenzierung anhand des EKGs nicht möglich. Die Kerbungen und Knotungen in den Extremitätenableitungen sind Ausdruck einer intraventrikulären Leitungsstörung, was im gewissen Sinne für einen alten Infarkt spricht. Vergleiche auch Anmerkung zu EKG 69.

Das EKG stammt von einem 50-jährigen Mann, bei dem angeblich drei Jahre zuvor ein Herzinfarkt aufgetreten war. Nähere Angaben über das Infarktereignis sind nicht zu erhalten, insbesondere konnte nicht geklärt werden, ob es damals zu einem Enzymanstieg gekommen war. Jetzt klagt der Patient über gelegentliche Stenokardien.

I	aVR
II	aVL
III	aVF

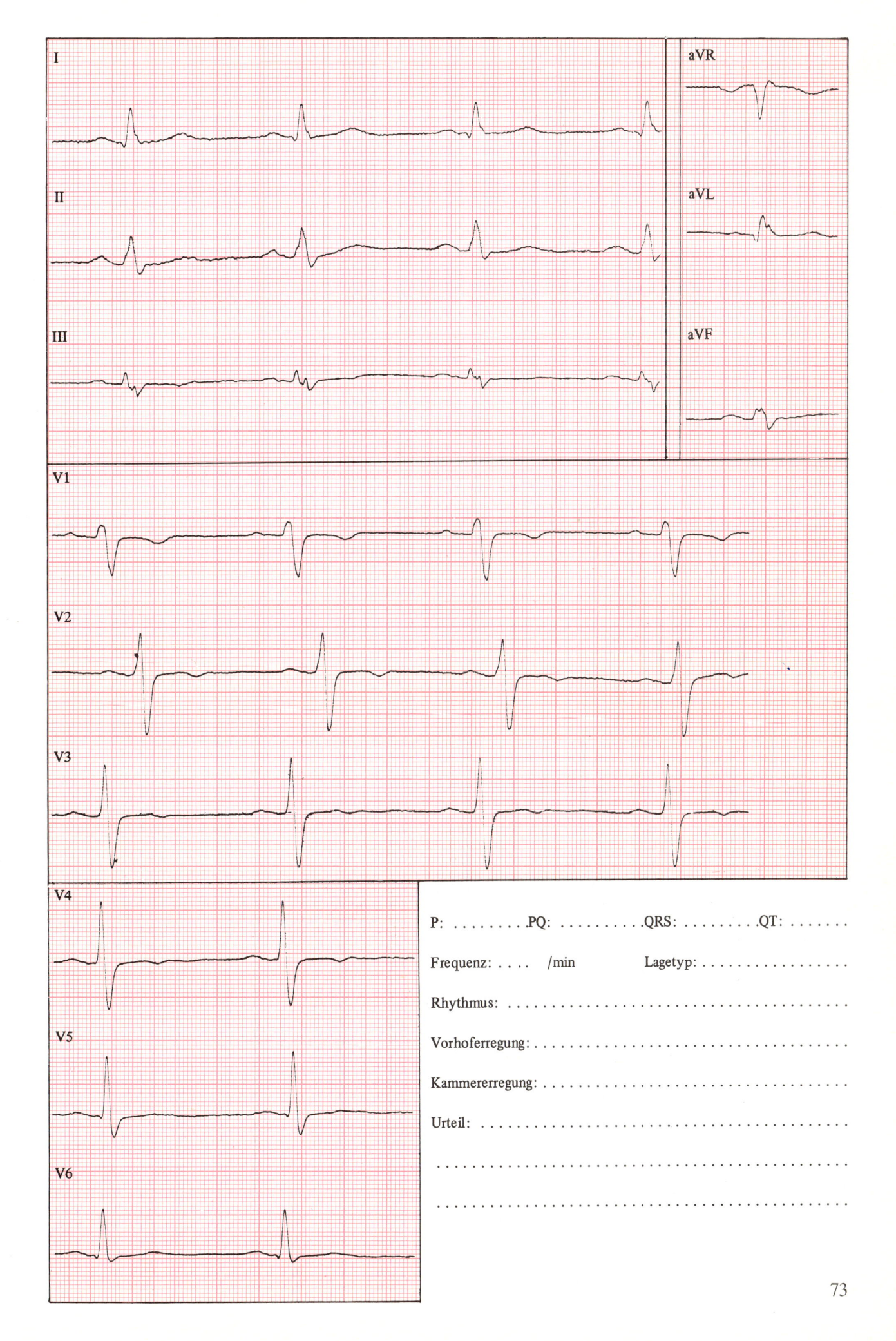

V1
V2
V3
V4
V5
V6

P: ....PQ: ....QRS: ....QT: ....

Frequenz: ..../min   Lagetyp: ....

Rhythmus: ....

Vorhoferregung: ....

Kammererregung: ....

Urteil: ....

....

....

73

EKG 33

P: 0,12 s PQ: 0,16 s QRS: 0,09 s QT: 0,30 s
Frequenz: 115/min Lagetyp: Linkstyp
Rhythmus: Sinusrhythmus
Vorhoferregung: unauffällig
Kammererregung: Q-Zacken und R-Verlust in Ableitung V2 und V3. Deutliche ST-Hebung (bis 0,25 mV) von V2 - V4. Negative T-Wellen in Ableitung I und aVL sowie Q-Zacke in aVL:
Urteil: Frischer anteroseptaler (supraapikaler) Vorderwandinfarkt. Sinustachykardie.

Anmerkung: Ursache des anteroseptalen Vorderwandinfarktes ist ein Verschluß oder eine höhergradige Stenose eines Diagonalastes der linken Koronararterie. Die infarkttypischen Veränderungen, die man meist nur in den Brustwandableitungen findet, sind QS-Komplexe oder Q-Zacken und fehlendes oder sich verkleinerndes R in Ableitungen V2 und V3, gelegentlich noch in V4. Dazu passend sind die negativen T-Wellen in Ableitung I und aVL. Residuen des prognostisch günstigen Anteroseptalinfarktes sind QS- oder Q-Zacken (>0,03 s) in Ableitung V2 - V4 oder eine R-Reduktion bzw. verzögerte R-Progression in diesen Ableitungen.

Das EKG stammt von einem 46-jährigen Mann, der über starke linksthorakale Beschwerden klagte. Die Beschwerden begannen ca. 12 Stunden vor Aufzeichnung des EKGs. Es konnten infarkttypische Enzymveränderungen mit Erhöhung von CK, LDH und GOT festgestellt werden. Die Enzymveränderungen waren am dritten Tag bereits deutlich rückläufig. Riskofaktoren für einen Infarkt waren übermäßiger Zigarettenkonsum (ca. 40 Zigaretten/Tag), Hypertonus (Werte um 160/100 mmHg) und Adipositas (82 kg bei 170 cm Körpergröße).

P: .... PQ: .... QRS: .... QT: ....

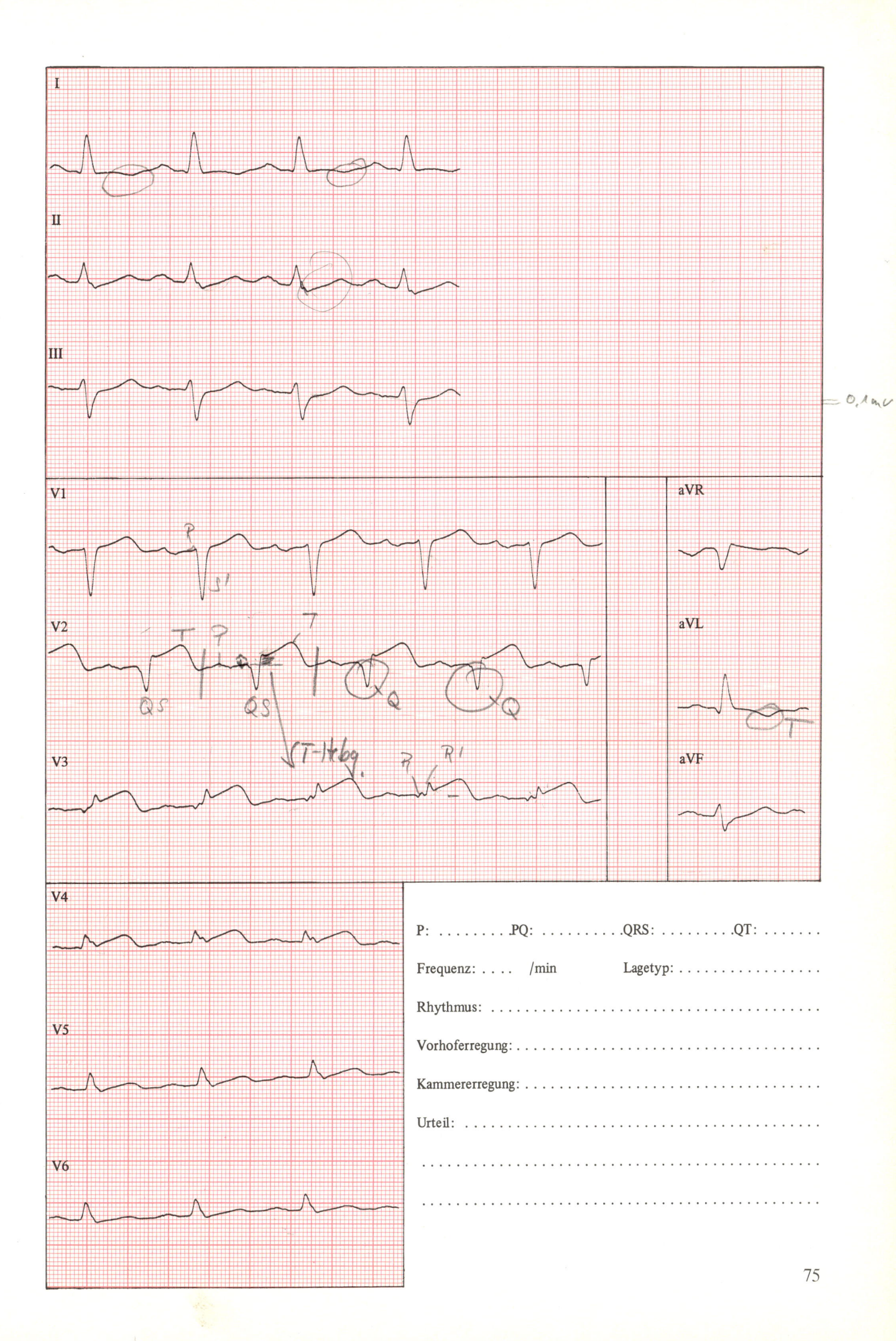

Frequenz: .... /min   Lagetyp: ....

Rhythmus: ....

Vorhoferregung: ....

Kammererregung: ....

Urteil: ....

....

....

EKG 34

P: --- PQ: --- QRS: 0,14 s QT: 0,52 s
Frequenz: 39-40/min Lagetyp: ---
Rhythmus: Kammerersatzrhythmus
Vorhoferregung: fehlt
Kammererregung: Linksschenkelblockähnliches Bild der QRS-Komplexe; ausgeprägte U-Welle, in praktisch allen Ableitungen nachweisbar.
Urteil: Sinusknotenstillstand mit Kammerersatzrhythmus, Erregungsursprung im Bereich der rechten Kammer.

Anmerkung: Fällt das primäre Erregungsbildungszentrum (Sinusknoten) aus und unterbleibt die Aktivierung sekundärer Zentren (AV-Knoten), so übernehmen tertiäre Autonomiezentren die Schrittmacherfunktion. Die Frequenz dieses Kammerersatzrhythmus liegt typischerweise um 40/min. Bis zum Einsetzen des Ersatzrhythmus vergeht meist eine relativ lange präautomatische Pause, die sich für den Patienten häufig durch Schwindelerscheinungen, gelegentlich aber auch durch einen Bewußtseinsverlust im Sinne eines Adams-Stokes'schen Anfalls bemerkbar macht. Der Ursprungsort der Erregung läßt sich aus dem Blockbild herleiten: Liegt der Ursprung im Bereich der rechten Kammer, so erfolgt die auf myokardialem Weg verlaufende Erregung der linken Kammer verspätet. Es findet sich ein Linksschenkelblockbild. Bei Ursprung der Erregung in der linken Kammer zeigt sich entsprechend ein Rechtsschenkelblockbild. Zur Ausbildung derartiger Ersatzrhythmen kann es bei schwerer koronarer Herzerkrankung, Myokardinfarkt oder Myokarditis kommen. Ferner können Digitalisüberdosierung oder Überdosierung von Antiarrhythmika Auslöser sein. *Wegen der Gefahr des Herzstillstandes verbietet sich bei derartigen Erregungsbildungsstörungen die Verabreichung von Digitalis.*

Das EKG stammt von einer 77-jährigen Frau, die in kardial dekompensiertem Zustand in die Klinik eingeliefert wurde, nachdem es am Vortag zu einer Synkope gekommen war. Auskultatorisch und später echokardiografisch bestätigt lag eine Aorteninsuffizienz höheren Schweregrades zugrunde. Nach anamnestischen Angaben war bei der Patientin seit langem eine koronare Herzerkrankung bekannt. Außerdem lag ein Residualzustand nach Schizophrenie vor, so daß von einer früheren Langzeitbehandlung mit Neuroleptika auszugehen ist. Die Patientin wurde noch am selben Tag mit einem passageren Herzschrittmacher versorgt. Am Folgetag wurde dann ein üblicher Demandschrittmacher (Typ VVI) implantiert. Nach Schittmacherbehandlung kam es zu einer weitgehenden Rekompensation der kardialen Situation.

I		aVR	
II		aVL	
III		aVF	
V1			
V2			
V3			
V4			
V5			
V6			

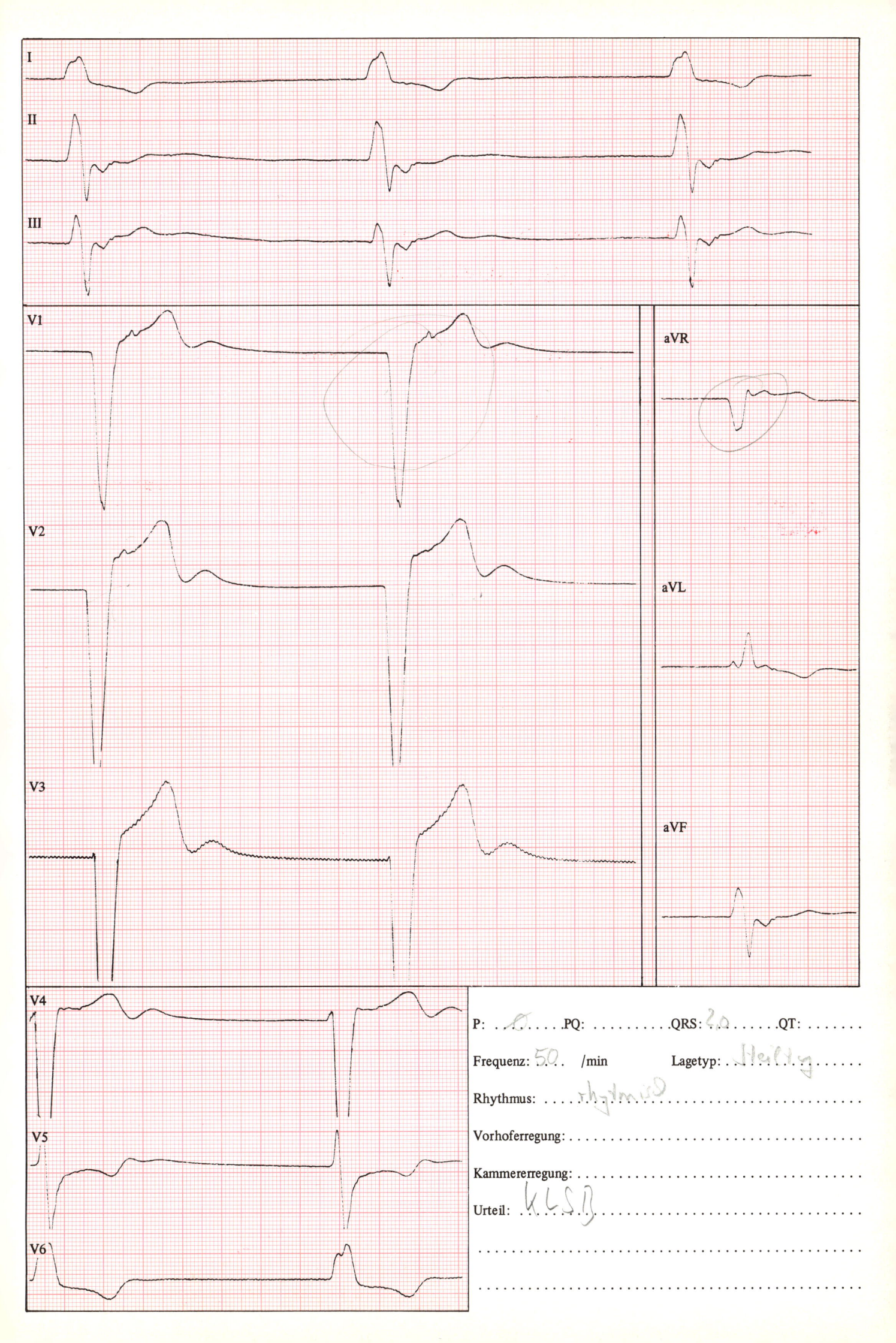

P: 0 PQ: .... QRS: 20 QT: ....

Frequenz: 50 /min   Lagetyp: Steil.y

Rhythmus: rhytmisch

Vorhoferregung: ....

Kammererregung: ....

Urteil: K.L.S.B.

EKG 35

P: 0,1 s	PQ: 0,18 s	QRS: 0,16 s	QT: 0,40 s
Frequenz: 63/min	Lagetyp: Rechtstyp
Rhythmus: Sinusrhythmus
Vorhoferregung: unauffällig
Kammererregung: M-förmig deformierter QRS-Komplex in V1 und V2, diskordante Endstrecken; tiefe, plumpe S-Zacken in den linkspräkardialen Ableitungen; Q-Zacke in Ableitung III.
Urteil: Kombination eines Rechtsschenkelblocks mit einem Rechtstyp.

Anmerkung: Rechtsschenkelblock mit Rechtstyp oder überdrehtem Rechtstyp (klassischer Rechtsschenkelblock mit M-Form des QRS-Komplexes bzw. RsR'-Form) kommt vor bei Rechtsschenkelblock und Rechtshypertrophie, Rechtsschenkelblock und gleichzeitigem linksposteriorem Hemiblock (bifaszikulärer Block, dem meist eine Koronarsklerose zugrunde liegt) und bei Rechtsschenkelblock und asthenischem Körperbau.

Das EKG stammt von einem 43-jährigen Mann, der im Alter von 23 Jahren an einer Fallotschen Tetralogie operiert wurde. Der Patient kommt zur Herzkatheteruntersuchung, da in letzter Zeit zunehmend Dyspnoe, periphere Ödeme, Leberstauung und Leistungsschwäche auftraten. Röntgenologisch und echokardiografisch zeigt sich eine deutliche Rechtsherzhypertrophie.

I			
II			
III			
V1			aVR
V2			aVL
V3			aVF
V4			
V5			
V6			

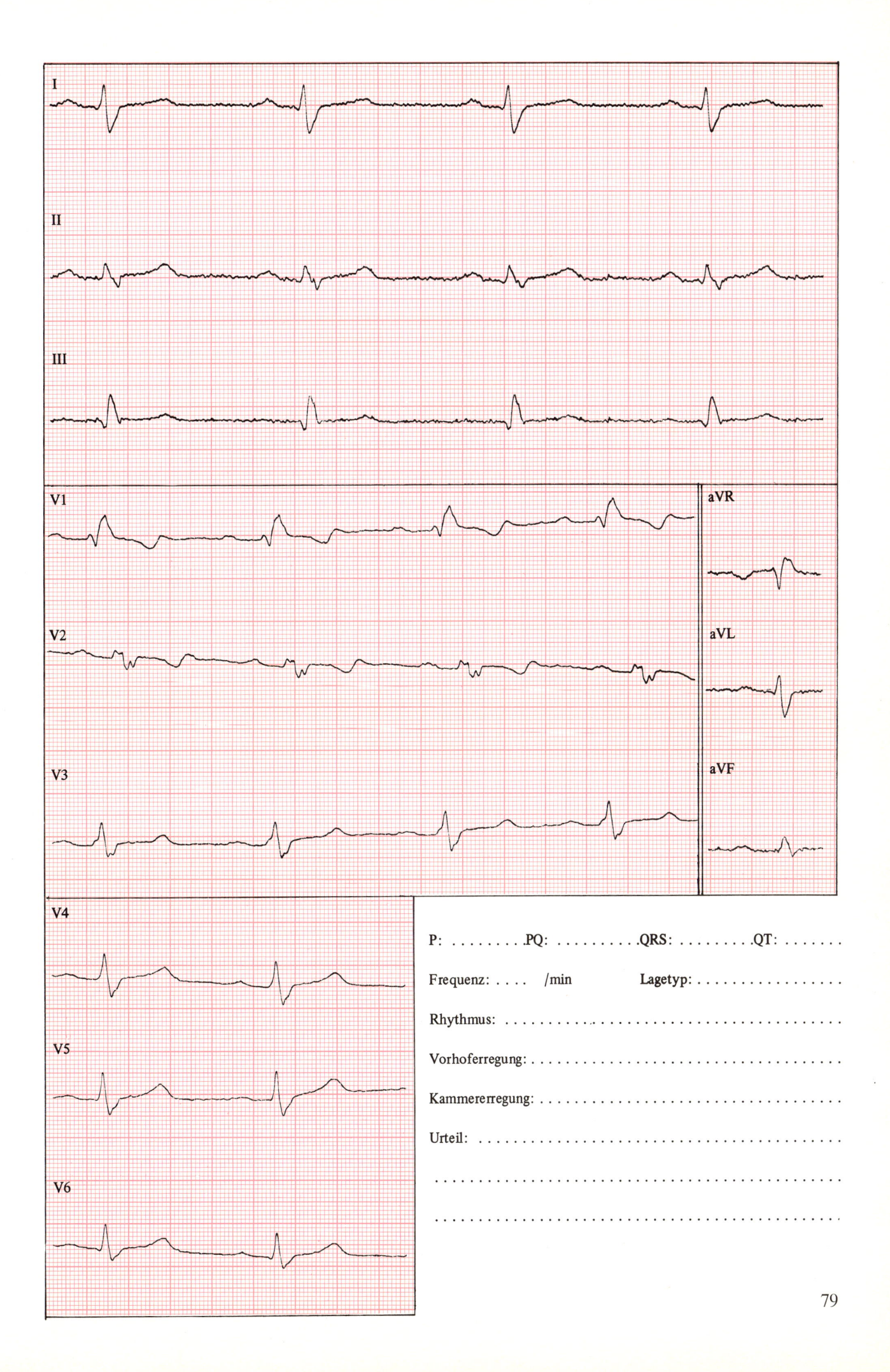

P: .... PQ: .... QRS: .... QT: ....

Frequenz: .... /min   Lagetyp: ....

Rhythmus: ....

Vorhoferregung: ....

Kammererregung: ....

Urteil: ....

....

....

79

EKG 36

P: 0,1 s PQ: 0,21 s QRS: 0,08 s QT: 0,38 s
Frequenz: 64/min Lagetyp: Steiltyp
Rhythmus: Sinusrhythmus
Vorhoferregung: AV-Block I. Grades
Kammererregung: Fehlende R-Zacken von V1-V3; supraventrikuläre Extrasystole aberrierend übergeleitet.
Urteil: AV-Block I.Grades; DD: alter Anteroseptalinfarkt; supraventrikuläre Extrasystolie; inkompletter Rechtsschenkelblock

Anmerkung: Beim AV-Block I. Grades ist die AV-Überleitung verlangsamt, die Erregung wird aber regelmäßig auf die Kammer übergeleitet. Die PQ-Dauer liegt über 0,2 s. Die aufgezeichnete Extrasystole ist supraventrikulären Ursprungs. Die nächste nach der Extrasystole einsetzende P-Welle erscheint nicht zum erwarteten Zeitpunkt, wie dies bei ventrikulären Extrasystolen normalerweise der Fall ist. Die Überleitung ist allerdings wie bei einem Rechtsschenkelblock verändert. Die Q-Zacken bzw. die QS-Komplexe mit den fehlenden R-Zacken in den Ableitungen V2 und V3 lassen an einen alten anteroseptalen Infarkt denken.

Das EKG stammt von einer 57-jährigen Frau, bei der zwei Monate zuvor ein Vorhofseptumdefekt vom Sekundumtyp operativ verschlossen wurde. Beim Vorhofseptumdefekt vom Sekundumtyp findet sich typischerweise ein unvollständiger Rechtsschenkelblock bei Indifferenz- bis Steiltyp. Das im vorliegenden EKG erkennbare Bild eines inkompletten RSB könnte ebenso wie der AV-Block und der "Infarkt" Op-bedingt sein.

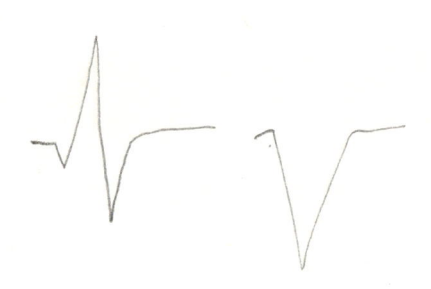

I				
II				
III				

V1	aVR
V2	aVL
V3	aVF

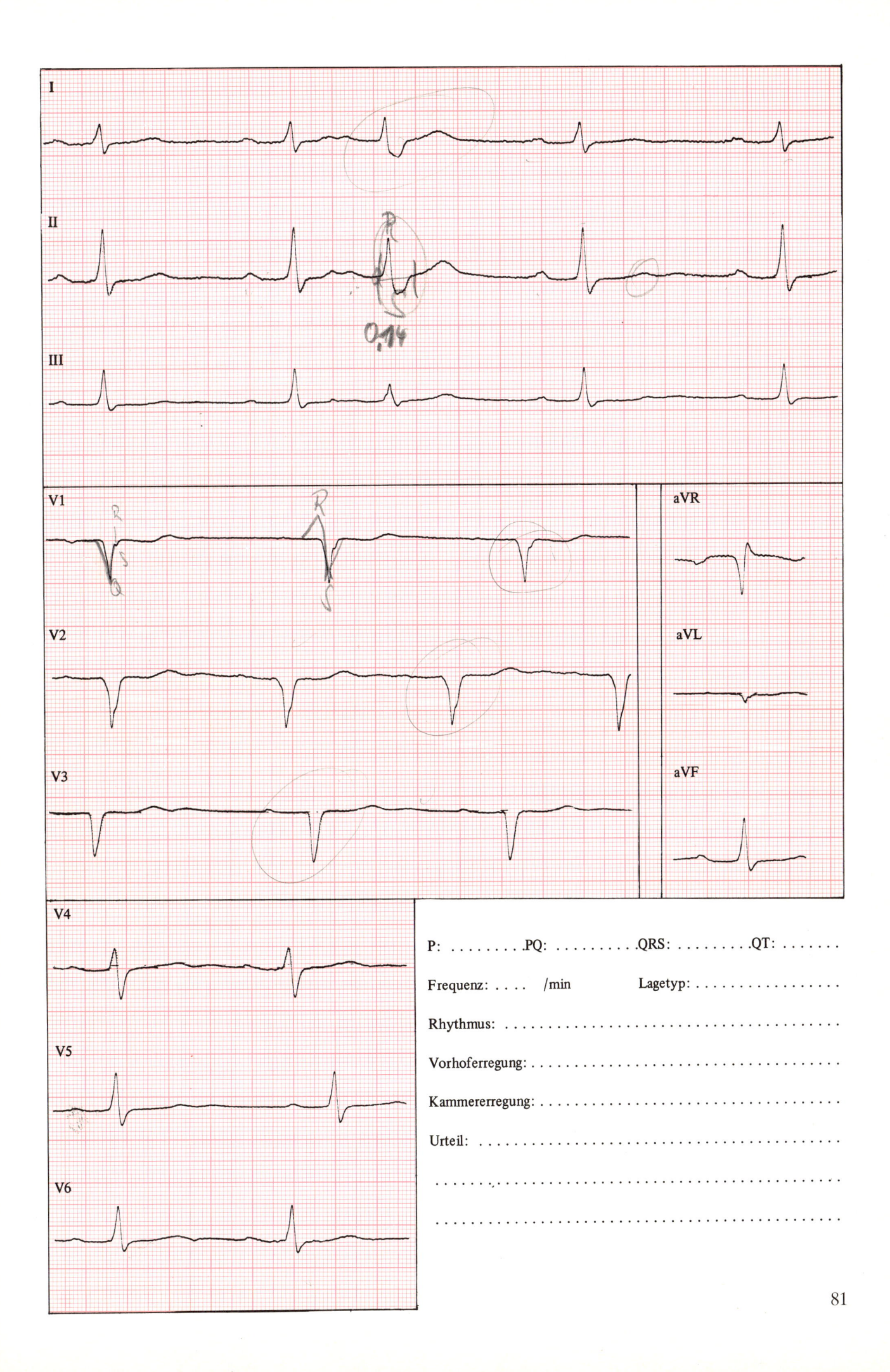

V4
V5
V6

P: .... PQ: .... QRS: .... QT: ....

Frequenz: .... /min   Lagetyp: ....

Rhythmus: ....

Vorhoferregung: ....

Kammererregung: ....

Urteil: ....

....

....

EKG 37

P: 0,1 s   PQ: 0,12 s   QRS: 0,07 s   QT: 0,31 s
Frequenz: 98/min   Lagetyp: Steiltyp
Rhythmus: Sinusrhythmus
Vorhoferregung: unauffällig
Kammererregung: Grenzgradige muldenförmige ST-Senkung von V3 - V6.
Urteil: Grenzwertige Tachykardie, sonst unauffälliger Kurvenverlauf.

Anmerkung: ST-Senkungen bis 0,1 mV unterhalb der PQ-Strecke gelten in den Extremitätenableitungen und linkspräkardial als Normvariante ohne Krankheitswert.

Das EKG stammt von einem 23-jährigen Mann, der wegen Fiebers um 39°C und zervikaler Lymphknotenschwellung zur Untersuchung kam. Nach dem Differentialblutbild (Monozytose) und der Virusserologie lag eine infektiöse Mononukleose (Pfeiffersches Drüsenfieber) vor. Es bestand kein Anhalt für eine Herzerkrankung.

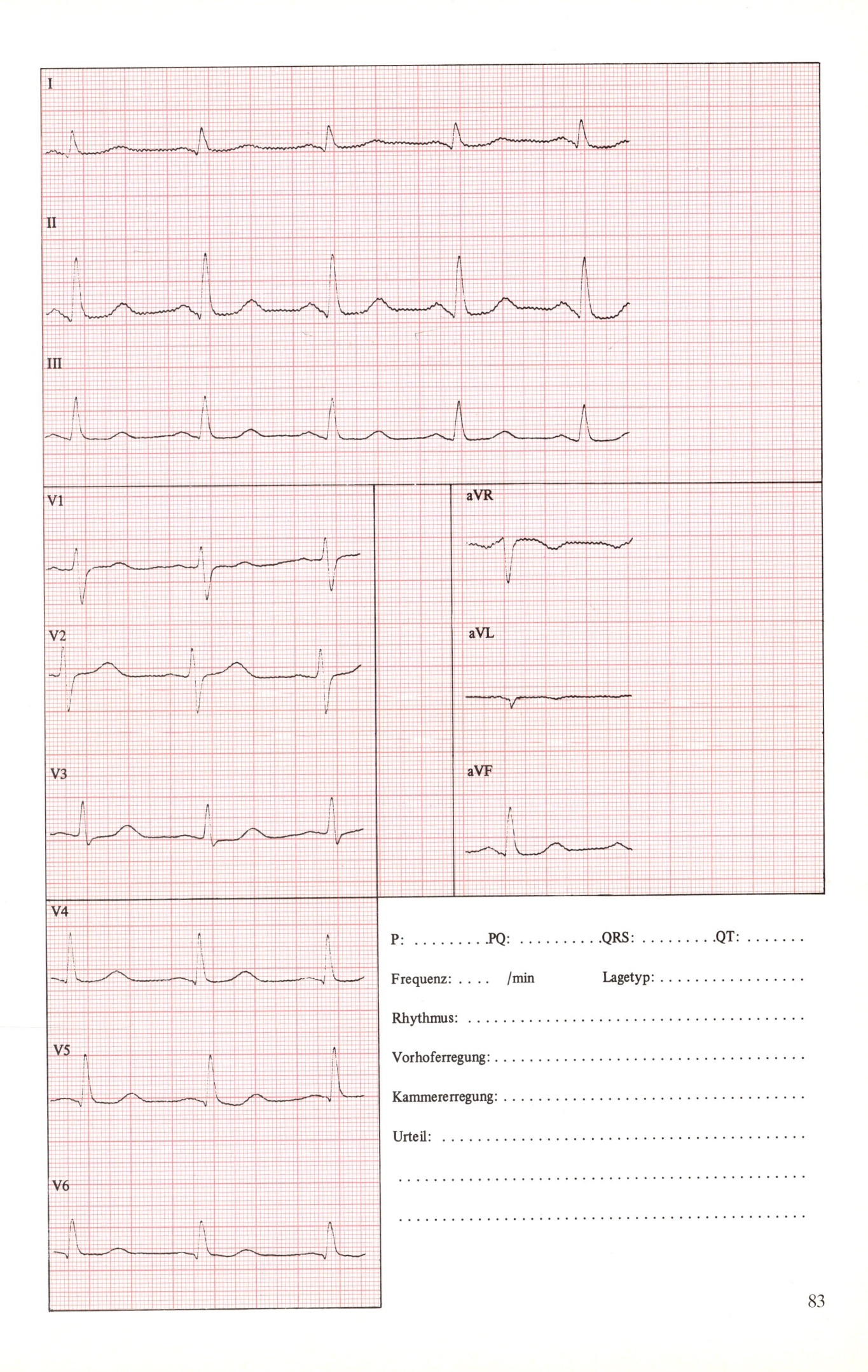

P:	PQ:	QRS:	QT:
Frequenz: /min		Lagetyp:	
Rhythmus:			
Vorhoferregung:			
Kammererregung:			
Urteil:			

EKG 38

P: 0,13 s   PQ: 0,26-0,4 s   QRS: 0,11 s   QT: 0,40 s
Frequenz: 73/min   Lagetyp: Indifferenztyp
Rhythmus: Sinusrhythmus
Vorhoferregung: AV-Block I. Grades. P doppelgipflig und verbreitert in Ableitung II (mit Betonung des 2. Gipfels) und III, angedeutet biphasisch in V1.
Kammererregung: Tiefe S-Zacken von V1-V5. Links-Sokolow-Index von 3,7 mV; deszendierende ST-Strecken und präterminale negative T-Wellen in Ableitung II und aVF, negatives T in Ableitung III.
Urteil: Zeichen der linksventrikulären Volumenhypertrophie; P sinistroatriale; AV-Block I. Grades; Endstreckenveränderungen im Sinne einer Innenschichtalteration im Hinterwandbereich. Differentialdiagnostisch müssen digitalisbedingte Veränderungen erwogen werden.

Anmerkung: Das EKG stammt von einem 40-jährigen Mann, bei dem 4 Monate zuvor eine Aortenklappenprothese wegen eines kombinierten Aortenvitiums implantiert wurde. Die kardiale Situation des Patienten hat sich seit der Operation deutlich verbessert, die vormals ausgeprägte Linksherzvergrößerung ist rückläufig. Der Patient ist digitalisiert (2 x 1 Tablette ß-Methyl-Digoxin 0,2mg). Die EKG-Veränderungen sind zum Teil wohl Folge der Herzoperation.

P:	PQ:	QRS:	QT:

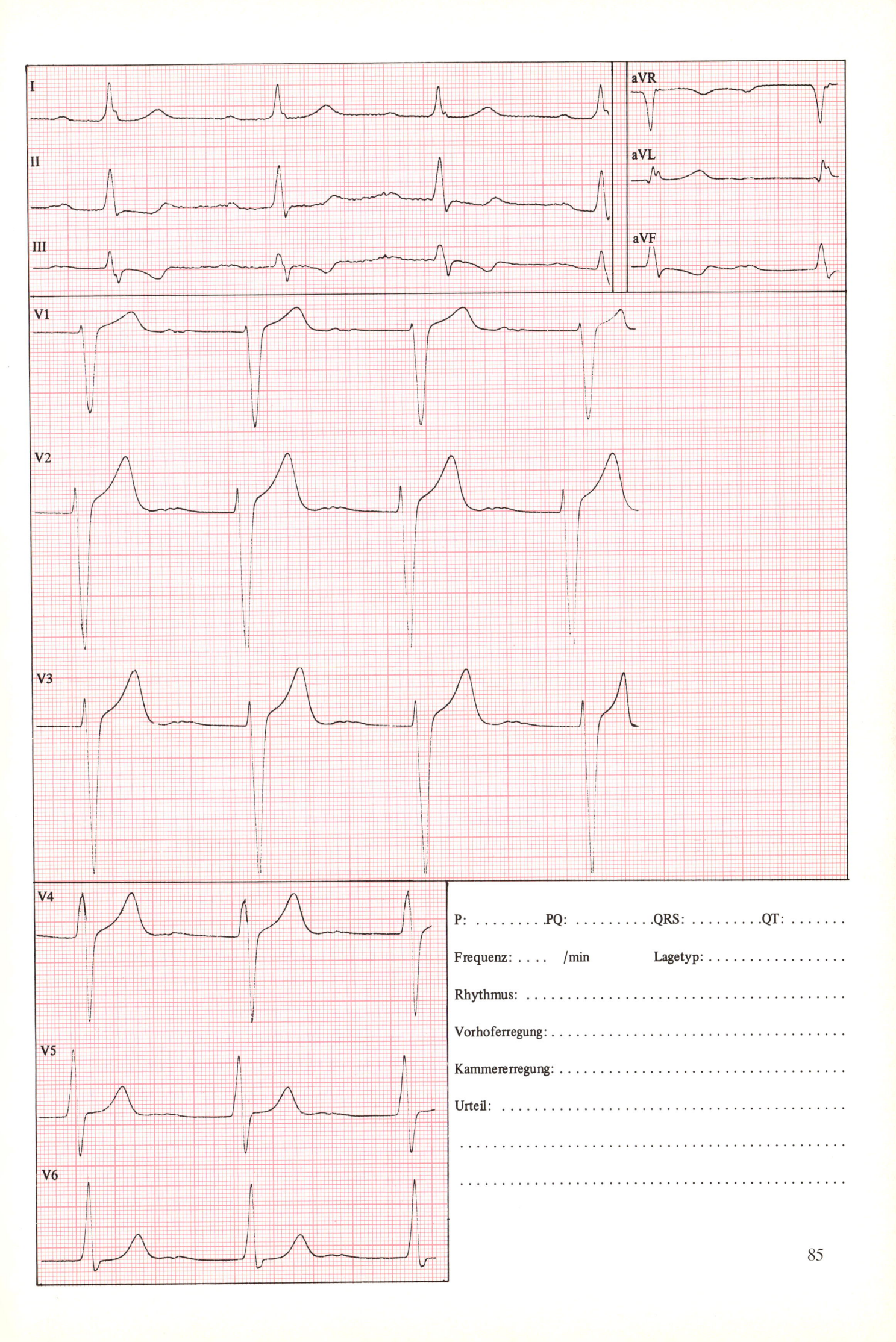

Frequenz: .... /min   Lagetyp: ....

Rhythmus: ....

Vorhoferregung: ....

Kammererregung: ....

Urteil: ....

....

....

85

EKG 39

P: 0,1 s PQ: 0,19 s QRS: 0,14 s QT: 0,43 s
Frequenz: 82/min Lagetyp: Indifferenztyp
Rhythmus: Sinusrhythmus
Vorhoferregung: Biphasisches P in V1, sonst unauffällig
Kammererregung: Verbreiterter und deformierter QRS-Komplex. OUP in V5/6 verspätet (0,12 s). R-Zacken rechtspräkardial klein; tiefe und verbreiterte S-Zacken. Fehlendes Q linkspräkardial; diskordante ST/T-Abschnitte.
Urteil: Kompletter Linksschenkelblock; Verdacht auf Linkshypertrophie

Anmerkung: Der komplette Linksschenkelblock zeichnet sich durch die QRS-Verbreiterung (über 0,12 s) und Deformierung (M-förmig in V5/6) aus. Meist verhalten sich die ST/T-Abschnitte diskordant. Der OUP in V5/6 ist typischerweise verspätet (über 0,055 s). Die R-Zacken rechtspräkardial sind im vorliegenden EKG klein, die S-Zacken tief und verbreitert. Die linkspräkardialen Q-Zacken sind nicht nachweisbar (das Septum wird von rechts nach links erregt!). Ursachen des Linksschenkelblocks sind fast immer schwere Herzerkrankungen, besonders die koronare Herzkrankheit. Weitere Ursachen sind Hypertrophie und Dilatation des linken Ventrikels, z.B. bei schweren Klappenvitien.

Das EKG stammt von einer 59-jährigen Frau, bei der es mehrmals zu kurzdauernden Synkopen kam. In mehreren Langzeit-EKGs fielen intermittierendes Vorhofflimmern und Vorhofflattern mit z.T. schneller Überleitung sowie ein Linksschenkelblock auf. Die Patientin wurde mit einem Herzschrittmacher versorgt. Als Ursache der EKG-Veränderungen wird letztendlich eine koronare Herzerkrankung angenommen. Es liegt außerdem ein mäßiger Hypertonus vor (Druckwerte um 160/100 mmHg) sowie ein mit oralen Antidiabetika behandelter Diabetes mellitus. Zum Zeitpunkt der EKG-Aufzeichnung nimmt die Patientin außerdem ß-Methyl-Digoxin 0,2 mg einmal täglich, ein Diuretikum (Triamteren und Thiazid) und ein Chinidin-Depotpräparat (2 x 2 Tabletten täglich). Die Patientin hat keine kardialen Beschwerden und ist körperlich gut belastbar. Die Schrittmacherfunktion ist regelrecht.

I		aVR
II		aVL
III		aVF
V1		
V2		
V3		
V4		
V5		
V6		

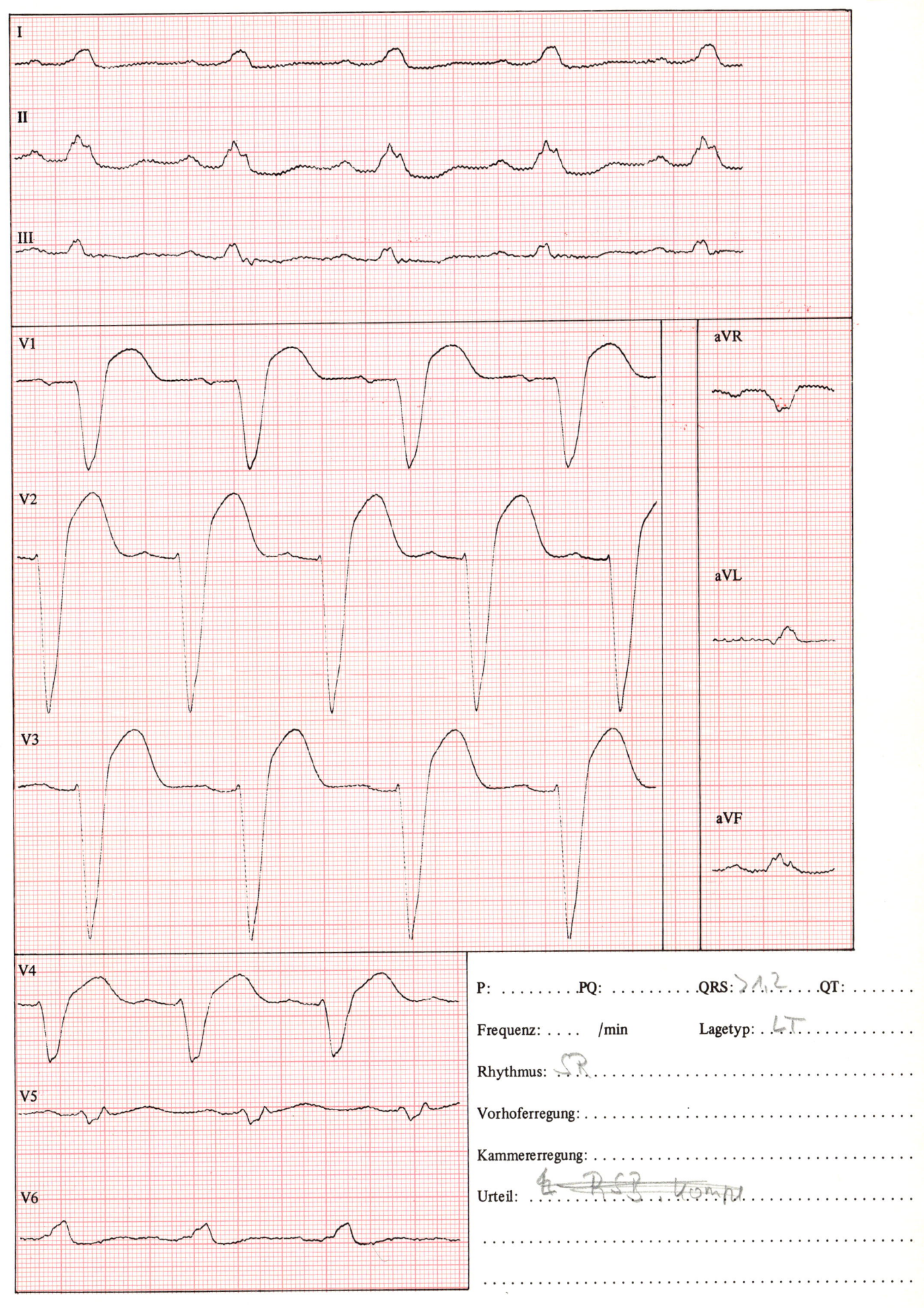

P: .... PQ: .... QRS: >1,2 QT: ....

Frequenz: ..... /min   Lagetyp: LT

Rhythmus: SR

Vorhoferregung: ....

Kammererregung: ....

Urteil: k. RSB kompl.

EKG 40

P: 0,11 s   PQ: 0,18 s   QRS: 0,11 s   QT: 0,43 s
Frequenz: 54/min   Lagetyp: Indifferenztyp
Rhythmus: Sinusrhythmus
Vorhoferregung: unauffällig
Kammererregung: Signifikante Q-Zacken in Ableitung II, III und aVF. Negative T-Wellen in diesen Ableitungen sowie terminal negative T-Wellen von V3-V6. Leichte ST-Senkung in Ableitung V5/6. R-Reduktion in Ableitung V3.
Urteil: Zeichen eines alten inferioren und anterolateralen Infarktes; Verdacht auf zwei abgelaufene Infarkte.

Anmerkung: Für einen inferioren Infarkt sprechen die deutlichen pathologischen Q-Zacken in Abl. II, III und aVF sowie die negativen T-Wellen. Als Zeichen eines anterolateralen Infarktes könnten die negativen T-Wellen in Abl. I und aVL sowie von V4 bis V6 interpretiert werden.

Das EKG stammt von einem 55-jährigen Mann mit instabiler Angina pectoris, bei dem drei Jahre zuvor wegen einer Drei-Gefäß-Erkrankung eine Dreifach-Bypassoperation durchgeführt wurde. Im ersten Halbjahr postoperativ thrombosierten zwei Bypässe. Seither wird der Patient konservativ behandelt mit Nifedipin, Isosorbitdinitrat, Mexiletin, Betablocker und Diuretikum. Der Patient klagt über starke linksthorakale Beschwerden, insbesondere bei Belastung. Trotz der umfangreichen Behandlung muß häufig Nitrospray angewendet werden. Eine erneute Koronarangiografie ist vorgesehen um über eine eventuelle erneute Bypassoperation zu entscheiden.
Die EKG-Veränderungen sind erst im Anschluß an die Herzoperation aufgetreten, so daß von Op-bedingten Veränderungen, evtl. einem intraoperativen Myokardinfarkt auszugehen ist.

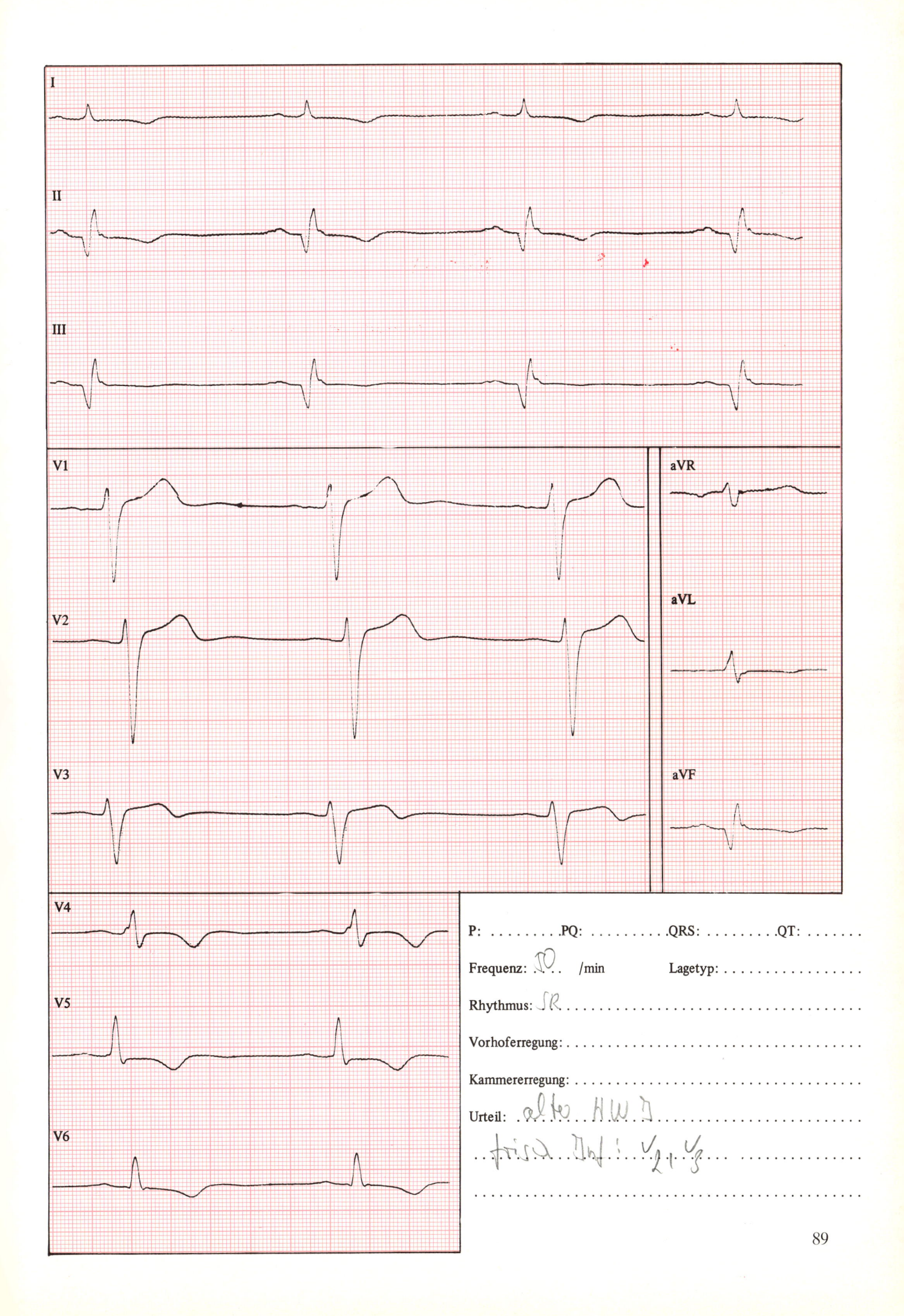

	P: .... PQ: .... QRS: .... QT:	
	Frequenz: 70 /min Lagetyp:	
	Rhythmus: SR	
	Vorhoferregung:	
	Kammererregung:	
	Urteil: alter HWI	
	frisch Inf.: V2, V3	

89

EKG 41

P: 0,1 s　　　　　　PQ: 0,16 s　　　　QRS: 0,11 s　　　　QT: 0,40 s
Frequenz: 59/min　　Lagetyp: Linkstyp
Rhythmus: Sinusrhythmus
Vorhoferregung: unauffällig
Kammererregung: Negative T-Wellen in Ableitung II, III und aVF; kleine Q-Zacken in diesen Ableitungen.
Urteil: Verdacht auf älteren, kleinen, inferioren Infarkt.

Anmerkung: Der Infarkt wird aus den kleinen, jedoch deutlichen Q-Zacken in den Ableitungen II, III und aVF sowie aus den negativen T-Wellen in diesen Ableitungen hergeleitet. Der übrige Kurvenverlauf ist unauffällig.

Das EKG stammt von einem 66-jährigen Mann, bei dem 11 Tage zuvor eine transitorische ischämische Attacke aufgetreten war. Ein Zusammenhang mit dem wahrscheinlich "stummen" Hinterwandinfarkt im Sinne einer kardialen Embolie kann nicht ausgeschlossen werden. Die Blutdruckwerte waren leicht erhöht.

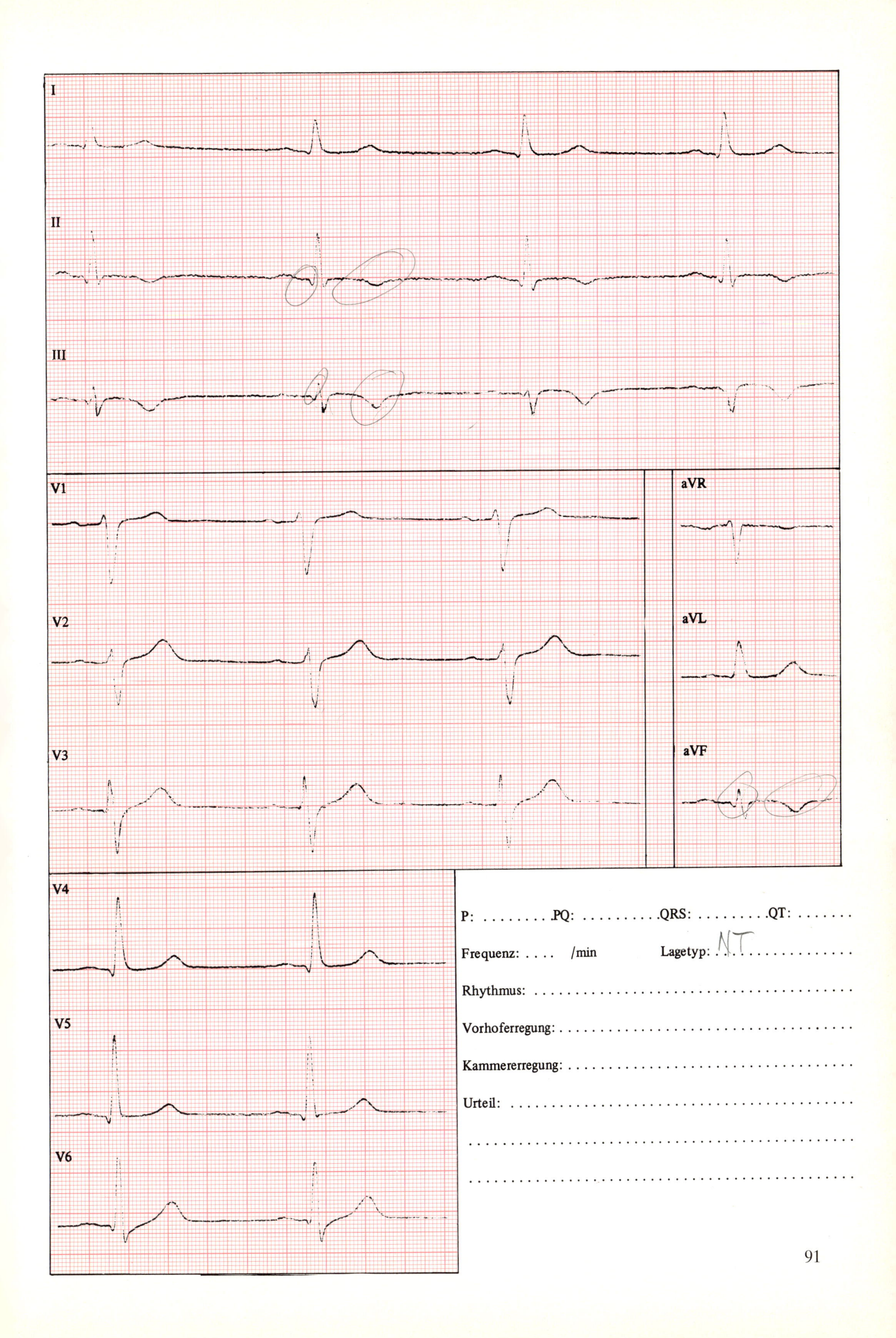

P: ....PQ: ....QRS: ....QT: ....
Frequenz: .... /min   Lagetyp: N.T............
Rhythmus: ....
Vorhoferregung: ....
Kammererregung: ....
Urteil: ....
....
....

91

EKG 42

P: --- PQ: --- QRS: --- QT: ---
Frequenz: 72/min Lagetyp: ---
Rhythmus: Schrittmacherrhythmus
Vorhoferregung: Vereinzelt einfallende P-Wellen
Kammererregung: Schrittmacherspikes; jede Schrittmacheraktion wird beantwortet.
Urteil: Schrittmacher-EKG mit regelrechter Schrittmacherfunktion; Impulsintervall 829 ms; Impulsdauer 0,55 ms.

Anmerkung: Ein Schrittmacher-EKG erkennt man an den typischen Schrittmacherspikes, auf die bei normaler Schrittmacherfunktion (bei den üblichen Schrittmachertypen) eine formveränderte Kammeraktion folgt. Das Bild des Schrittmacher-EKGs ist vom Schrittmachertyp und der Schrittmacherfunktion abhängig. Die einzelnen Schrittmachertypen werden im Anhang kurz erläutert.

Das EKG stammt von einer 63-jährigen Frau. Der Schrittmacher wurde fünf Jahre zuvor wegen eines SA-Blocks II. Grades implantiert. Die Patientin ist beschwerdefrei und kommt zur routinemäßigen Schrittmacherkontrolle.

I				

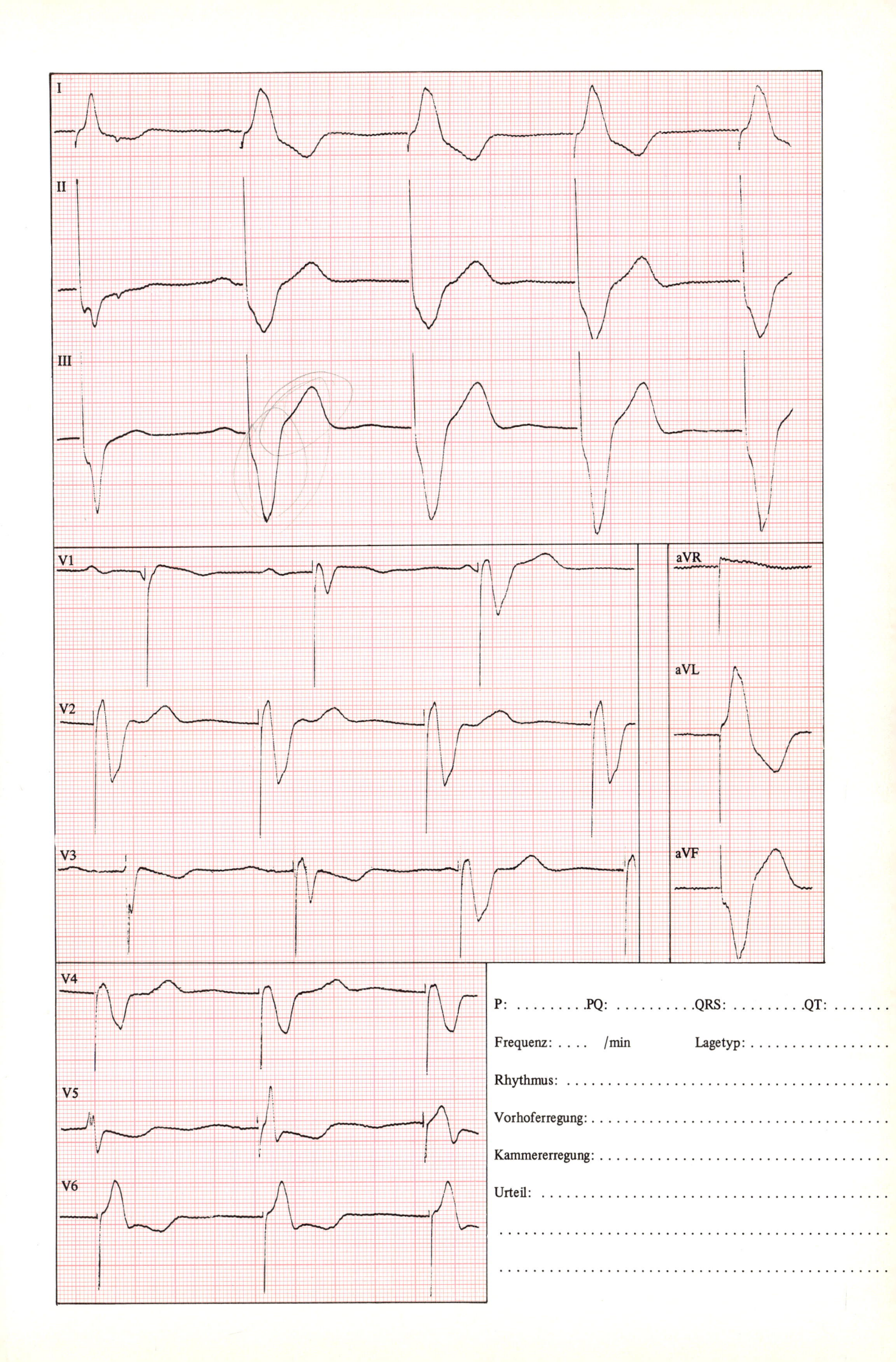

II				

III				

V1			

V2			

V3			

aVR

aVL

aVF

V4		

V5		

V6		

P: ....PQ: ....QRS: ....QT: ....

Frequenz: .... /min   Lagetyp: ....

Rhythmus: ....

Vorhoferregung: ....

Kammererregung: ....

Urteil: ....

....

....

EKG 43

P: 0,08 s   PQ: 0,15 s   QRS: 0,09 s   QT: 0,37 s
Frequenz: 58/min   Lagetyp: Steiltyp
Rhythmus: Sinusrhythmus
Vorhoferregung: unauffällig
Kammererregung: ST-Hebungen in den Ableitungen II, III, aVF und V2 - V6 mit nach oben konkav ansteigendem Verlauf der ST-Strecke; relativ hohe, spitze T-Wellen in den Ableitungen I, II und V3 - V6.
Urteil: Vagotonie-EKG; unauffälliger Befund.

Anmerkung: Leichte, nach oben konkavbogig verlaufende ST-Hebungen gehören ebenso wie hohe, spitze T-Wellen in den Ableitungen I, II und den linkspräkardialen Ableitungen typischerweise zum EKG bei Vagotonie. Demgegenüber liegt bei der frischen Perikarditis eher ein nach oben konvexbogiger Verlauf der angehobenen ST-Strecke vor. Die Differenzierung zwischen einer leichten Form der Perikarditis und einem Vagotonie-EKG mit Bradykardie kann gelegentlich Schwierigkeiten bereiten. Manchmal zeigt erst der EKG-Verlauf die richtige Diagnose: Bei der Perikarditis Rückbildung der ST-Hebung, Ausbildung terminal negativer T-Wellen und schließlich Normalisieren des EKG-Befundes.

Das EKG stammt von einem 42-jährigen Mann, bei dem seit Wochen angeblich Herzstolpern und bei körperlicher Belastung Herzstechen auftraten. Röntgenologisch und echokardiografisch war das Herz unauffällig. Das Belastungs-EKG ergab ebenfalls keinen krankhaften Befund. Alle Laborwerte lagen im Normbereich. Die Beschwerden wurden als funktionell gedeutet.

I				

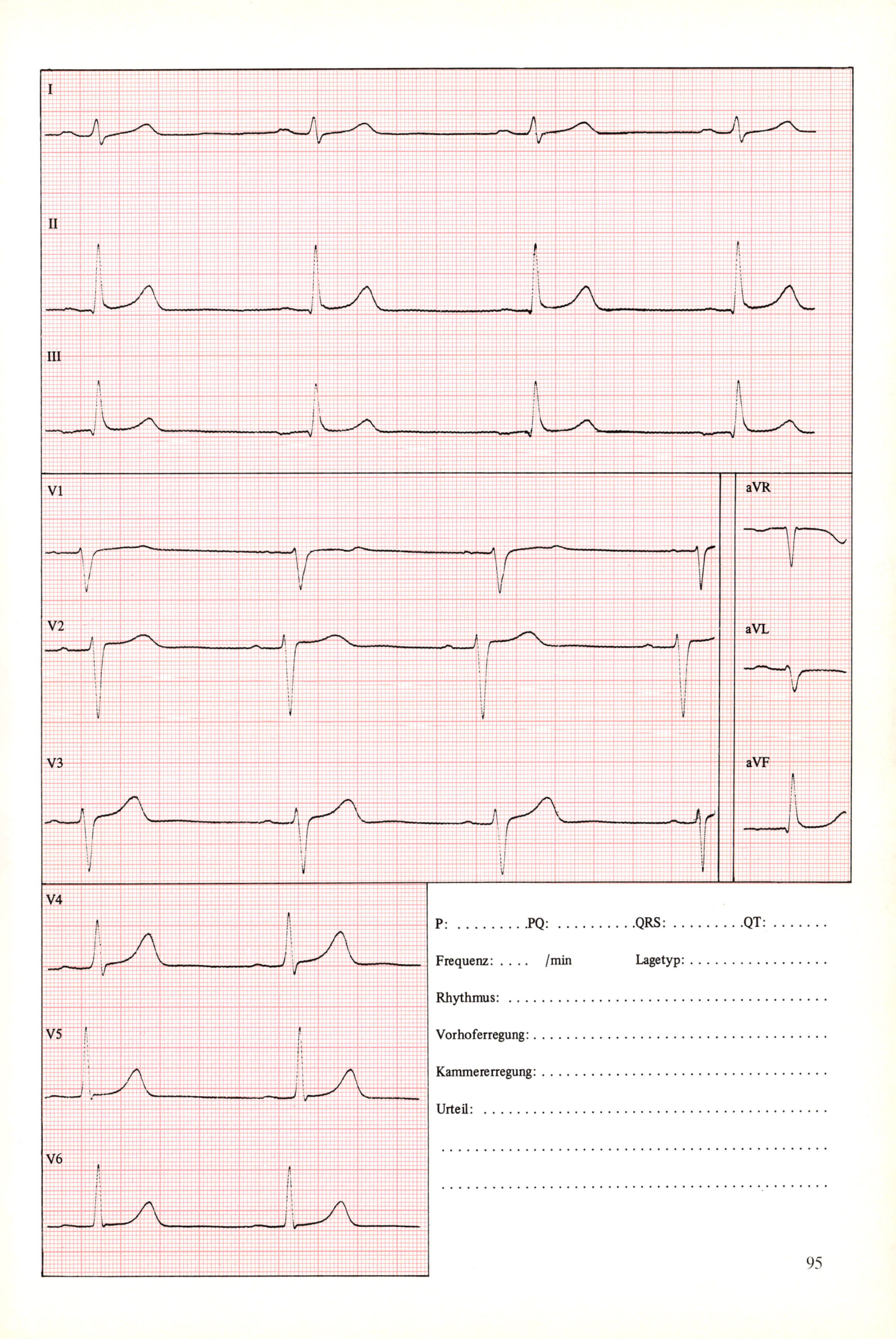

P: .... PQ: .... QRS: .... QT: ....

Frequenz: .... /min   Lagetyp: ....

Rhythmus: ....

Vorhoferregung: ....

Kammererregung: ....

Urteil: ....

....

....

95

EKG 44

P: 0,1 s   PQ: 0,21 s   QRS: 0,08 s   QT: 0,32 s
Frequenz: 110/min   Lagetyp: Steiltyp
Rhythmus: Sinusrhythmus
Vorhoferregung: P biphasisch in V1; AV-Block I. Grades
Kammererregung: Vereinzelte monotope ventrikuläre Extrasystolen.
Urteil: Sinustachykardie; ventrikuläre Extrasystolie; AV-Block I. Grades.

Anmerkung: Ventrikuläre Extrasystolen, d.h. vorzeitige Kammererregungen aus einem tertiären Automatiezentrum in der Kammermuskulatur können sowohl beim gesunden Herz, als auch bei leichten bis schweren Herzerkrankungen auftreten. Vereinzelte Extrasystolen sind meist bedeutungslos. Polytopen Extrasystolen liegt häufiger eine ernste Erkrankung zugrunde als monotopen Extrasystolen. Nach dem vorliegenden EKG-Streifen kann nicht entschieden werden, ob es sich um monotope oder polytope Extrasystolen handelt. Das Original-EKG zeigt jedoch eindeutig monotope Extrasystolen, 8 - 10/min. Das gleichzeitige Vorhandensein von ventrikulärer Extrasystolie, AV-Block I. Grades und Sinustachykardie macht in diesem Fall eine echte Herz- bzw. Myokarderkrankung wahrscheinlich. Die in den Extremitätenableitungen aufgezeichnete Extrasystole könnte auch ein aberrierter Sinusschlag sein (P-Welle!). Bei den leichten, deszendierenden ST-Senkungen in Ableitung II, III, V5 und V6 ist am ehesten an eine koronare Herzerkrankung zu denken. Auch eine toxische Schädigung ist nicht ausgeschlossen.

Das EKG stammt von einem 78-jährigen Mann, bei dem einige Wochen zuvor ein hoch malignes Non-Hodgkin-Lymphom diagnostiziert worden war. Der Patient verstarb schließlich an den Folgen dieser Erkrankung. Wie die spätere Obduktion ergab, lag eine Myokardinfiltration bei Lymphom vor.

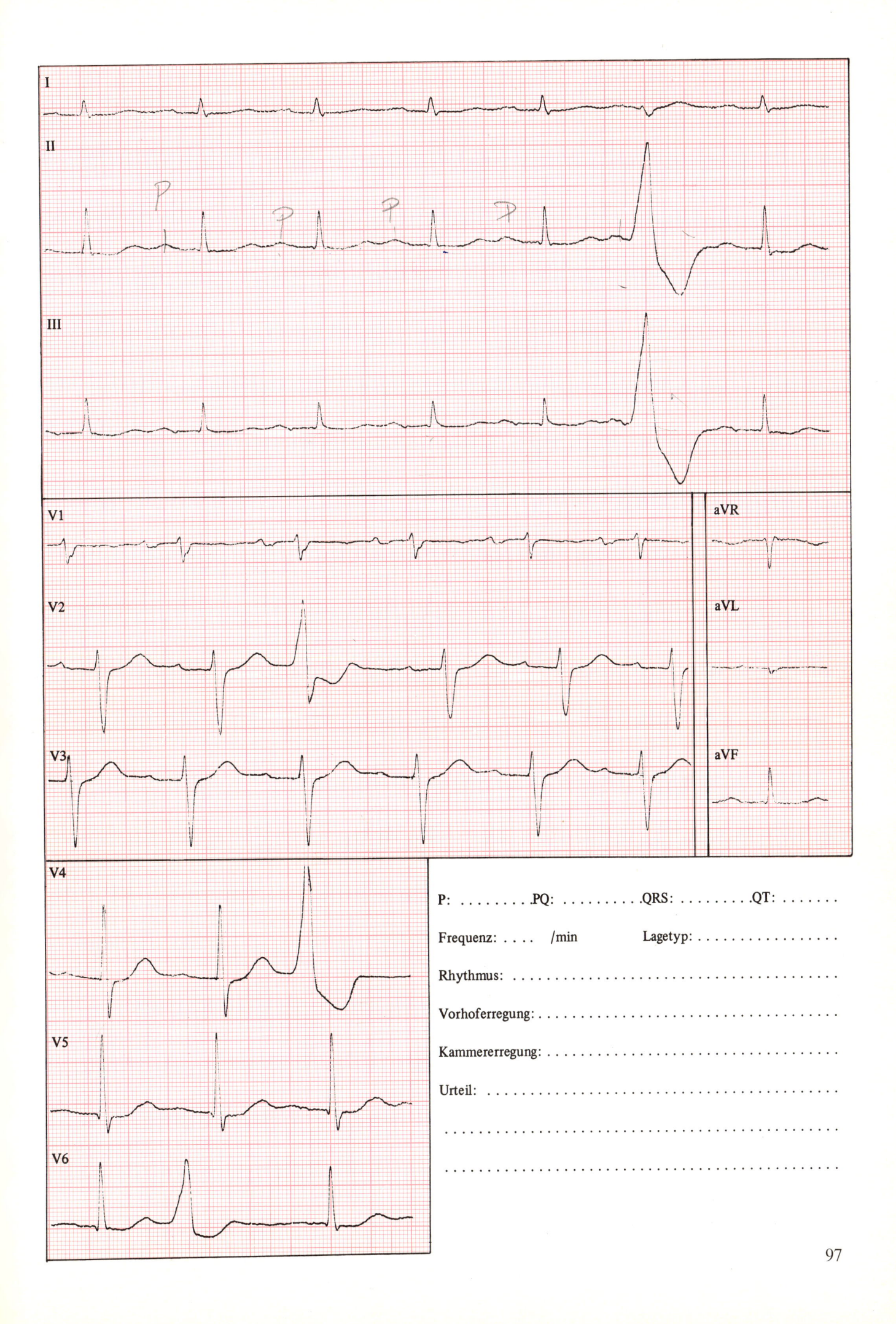

P:	PQ:	QRS:	QT:	
Frequenz: /min		Lagetyp:		
Rhythmus:				
Vorhoferregung:				
Kammererregung:				
Urteil:				

EKG 45

P: 0,1 s　　　　　　PQ: 0,24 s　　　　QRS: 0,12 s　　　　QT: 0,46 s
Frequenz: 75/min　　Lagetyp: Indifferenz- bis Linkstyp
Rhythmus: Sinusrhythmus
Vorhoferregung: AV-Block I. Grades; P-Welle spitz und hoch in Ableitung V1 und V2.
Kammererregung: Links-Sokolow-Index von 4,4 mV: ST-Hebung V1 - V3. ST-Senkung V4 - V6 (max. 0,2 mV); fehlende R-Progression bis einschließlich V3. Deutliche U-Welle V1 - V6.
Urteil: Deutliche Linksherzhypertrophie; Verdacht auf alten anteroseptalen Vorderwandinfarkt; AV-Block I. Grades.

Anmerkung: Eine eindeutige Diagnose ist wie so oft aus dem EKG nicht zustellen. Am ehesten wäre an einen schweren Hypertonus oder an ein Aortenklappenvitium zu denken. Gegen eine Linkshypertrophie bei Mitralinsuffizienz spricht das fehlende P-sinistroatriale. Die spitzen und hohen P-Wellen in V1 und V2 lassen eher an ein P-dextroatriale denken, wie man es bei Überlastung des rechten Vorhofs finden kann. Allerdings können ähnliche Veränderungen der P-Welle auch bei Tachykardie, Hypoglykämie, Coma diabeticum und Asthenikern mit tiefstehendem Zwerchfell auftreten. Der Verdacht auf einen alten anteroseptalen Vorderwandinfarkt ergibt sich aus der fehlenden R-Progression bis V3.

Das EKG stammt von einer 75-jährigen Frau mit kardialer Dekompensation bei Aorteninsuffizienz. Die Patientin wog bei einer Körpergröße von 160 cm 41 kg. Somit dürfte die Betonung der P-Welle lagebedingt sein. Die Linkshypertrophie ist gut mit der Aorteninsuffizienz vereinbar. Ein Infarktereignis ist anamnestisch nicht bekannt. Möglicherweise handelte es sich um einen sogenannten "stummen Infarkt".

I					
II			P	P	P
III					

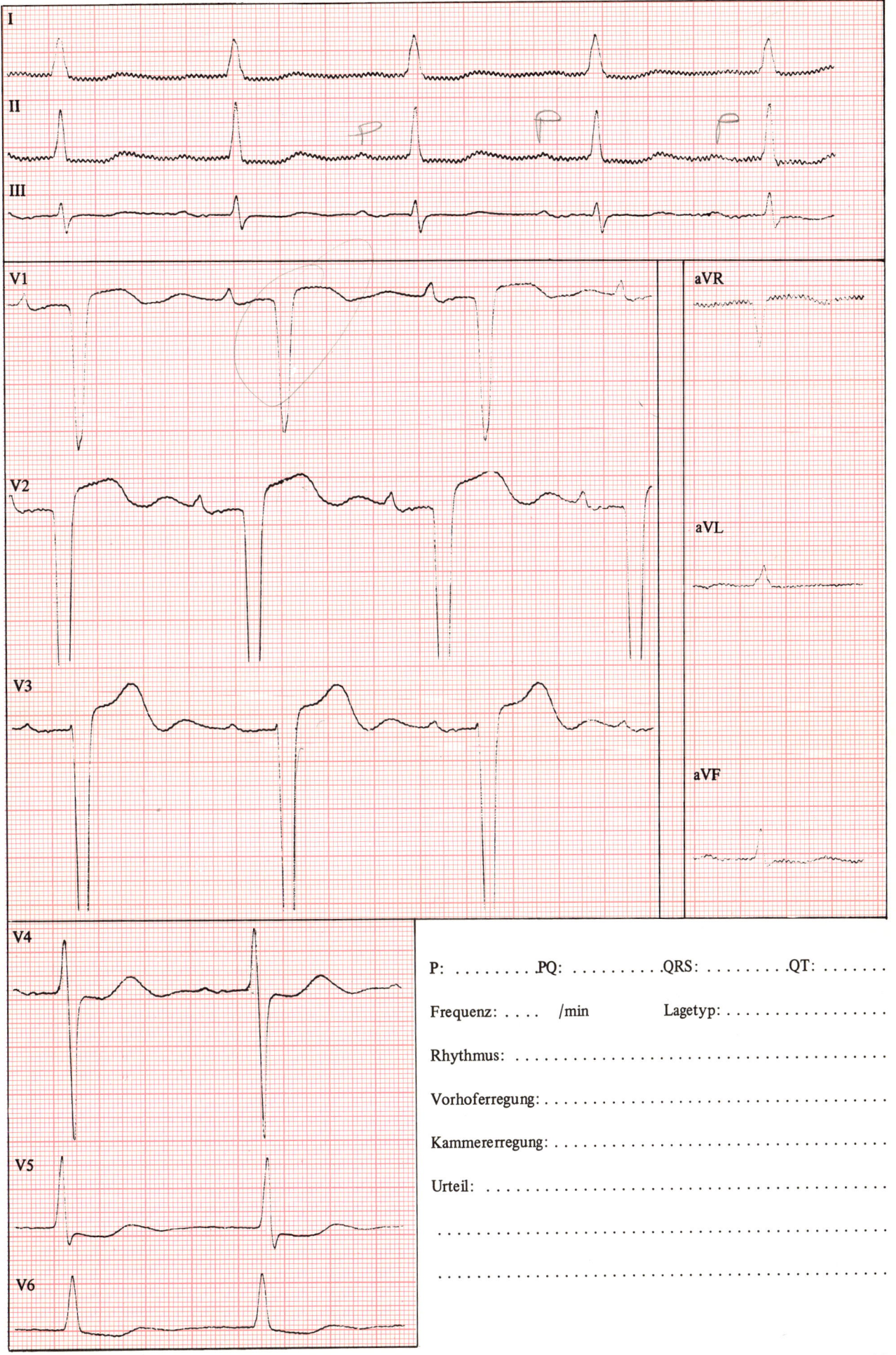

V1	aVR
V2	aVL
V3	aVF

V4
V5
V6

P: .... PQ: .... QRS: .... QT: ....

Frequenz: .... /min   Lagetyp: ....

Rhythmus: ....

Vorhoferregung: ....

Kammererregung: ....

Urteil: ....

....

....

99

EKG 46

P: --- PQ: --- QRS: 0,11 s QT: 0,35 s
Frequenz: 86-90/min Lagetyp: Linkstyp
Rhythmus: Absolute Arrhythmie
Vorhoferregung: Flimmern
Kammererregung: Geringfügige ST-Streckensenkung V5 und V6 (bis 0,1 mV); vereinzelte ventrikuläre Extrasystolen; Kerbung des QRS-Komplexes in Ableitung V5.
Urteil: Absolute Arrhythmie bei Vorhofflimmern. In den linkspräkardialen Ableitungen unspezifische Endstreckenveränderungen.

Anmerkung: Unter Vorhofflimmern versteht man hochfrequente, unregelmäßige Vorhofaktionen mit unregelmäßiger Erregungsüberleitung auf die Kammern. Ursachen können Mitralklappenfehler, Linksherzinsuffizienz, koronare Herzerkrankung, Myokardinfarkt und Hyperthyreose sein. Bei ungestörter Überleitung sind die QRS-Komplexe normal geformt. Bei Vorhofflimmern finden sich gehäuft ventrikuläre Extrasystolen.
Knotungen und Kerbungen in nur einer Ableitung (ohne Verbreiterung des QRS-Komplexes) haben nur selten Krankheitswert und sind meist projektionsbedingt. Erst apikale Formveränderungen in verschiedenen Ableitungen können als Zeichen einer intraventrikulären Erregungsausbreitungsstörung gewertet werden, besonders dann, wenn der QRS-Komplex verbreitert ist.

Das EKG stammt von einem 47-jährigen Mann, bei dem seit Jahren ein kombiniertes Mitralvitium vom klinischen Schweregrad III bekannt ist. Es liegt ein Zustand nach Mitralkommissurotomie vor (20 Jahre zurückliegend). Echokardiografisch imponiert eine schwere linksventrikuläre Funktionsstörung mit erheblicher Einschränkung der Pumpfunktion. Es ist außerdem ein Diabetes mellitus bekannt. Der Patient ist digitalisiert mit 0,15 mg ß-Methyl-Digoxin täglich. Zudem wird Isosorbitdinitrat 3 x 40 mg/Tag zur Vorlastsenkung und Dihydralazin 3 x 50 mg zur Nachlastsenkung verabreicht. Das Herz ist röntgenologisch deutlich vergrößert. Im weiteren Verlauf wurde eine Mitralklappenprothese implantiert. In der Folge verkleinerte sich das Herz rasch. Auch verschwanden periphere und zentrale Lungenstauung.

I				
II				
III				

V1					aVR
V2					aVL
V3					aVF

V4		
V5		
V6		

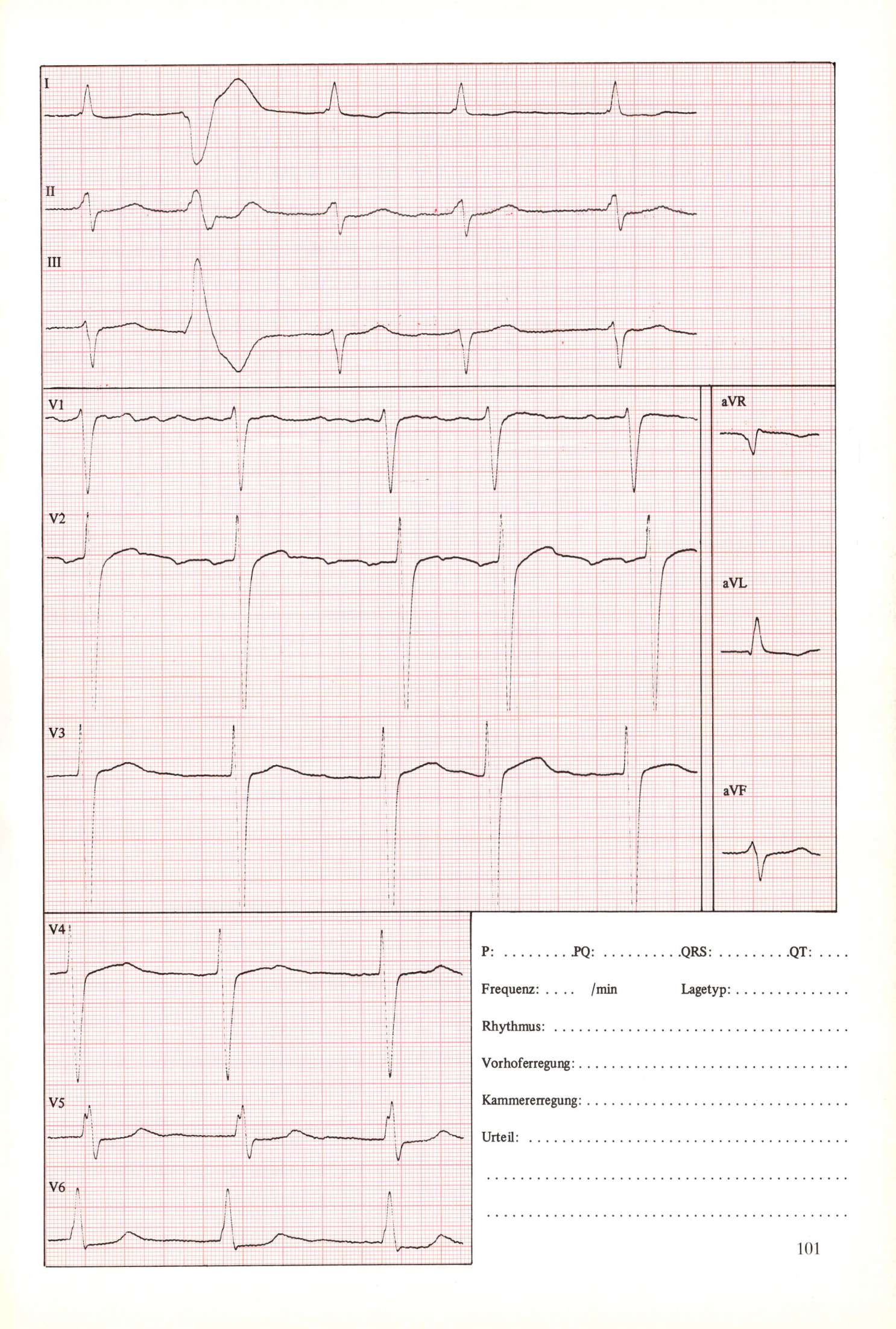

P: .... PQ: .... QRS: .... QT: ....

Frequenz: .... /min   Lagetyp: ....

Rhythmus: ....

Vorhoferregung: ....

Kammererregung: ....

Urteil: ....

....

....

101

EKG 47

P: 0,09 s PQ: 0,16 s QRS: 0,14 s QT: 0,51 s
Frequenz: 72/min Lagetyp: überdrehter Linkstyp ($\alpha \cong -33°$)
Rhythmus: Sinusrhythmus
Vorhoferregung: unauffällig
Kammererregung: Verbreiterter und M-förmig deformierter QRS-Komplex in V6. OUP mit 0,08 s verspätet. ST/T-Abschnitt diskordant; fehlende R-Zacke in V1 und V2, kleine R-Zacke in V3 bei tiefer und verbreiterter S-Zacke in V3; tiefe Q-Zacken in V1 und V2; hohe, breite R-Zacken in Ableitung II und aVL; Kerbung der R-Zacke in Ableitung II.
Urteil: Kompletter Linksschenkelblock bei überdrehtem Linkstyp; Linkshypertrophie.

Anmerkung: Es liegt ein typischer kompletter Linksschenkelblock vor. Ein gleichzeitiger überdrehter Linkstyp weist auf eine ausgeprägte Linkshypertrophie oder eine zusätzliche Störung der intraseptalen Erregungsausbreitung oder einen noch teilweise erhaltenen linksposterioren Faszikel hin. Ursache des kompletten Linksschenkelblocks sind meist schwere Herzerkrankungen. Meist liegt eine Koronarinsuffizienz zugrunde. Ein kompletter LSB findet sich oft auch bei dekompensiertem Bluthochdruck und schweren kombinierten Aortenvitien. Er ist außerdem ein wichtiges Leitsymptom der kongestiven Kardiomyopathie. Bei einem vollständigen Linksschenkelblock ist die Diagnose eines Herzinfarktes aus dem EKG meist nicht möglich.

Das EKG stammt von einem 40-jährigen Mann, bei dem 4 Jahre zuvor wegen Aortenstenose III. Grades ein Aortenklappenersatz durchgeführt wurde. Die kardiale Situation hat sich seit der Operation ständig verbessert. Zum Zeitpunkt der EKG-Aufzeichnung war die körperliche Belastbarkeit nur noch mäßig eingeschränkt.

I				
II				
III				

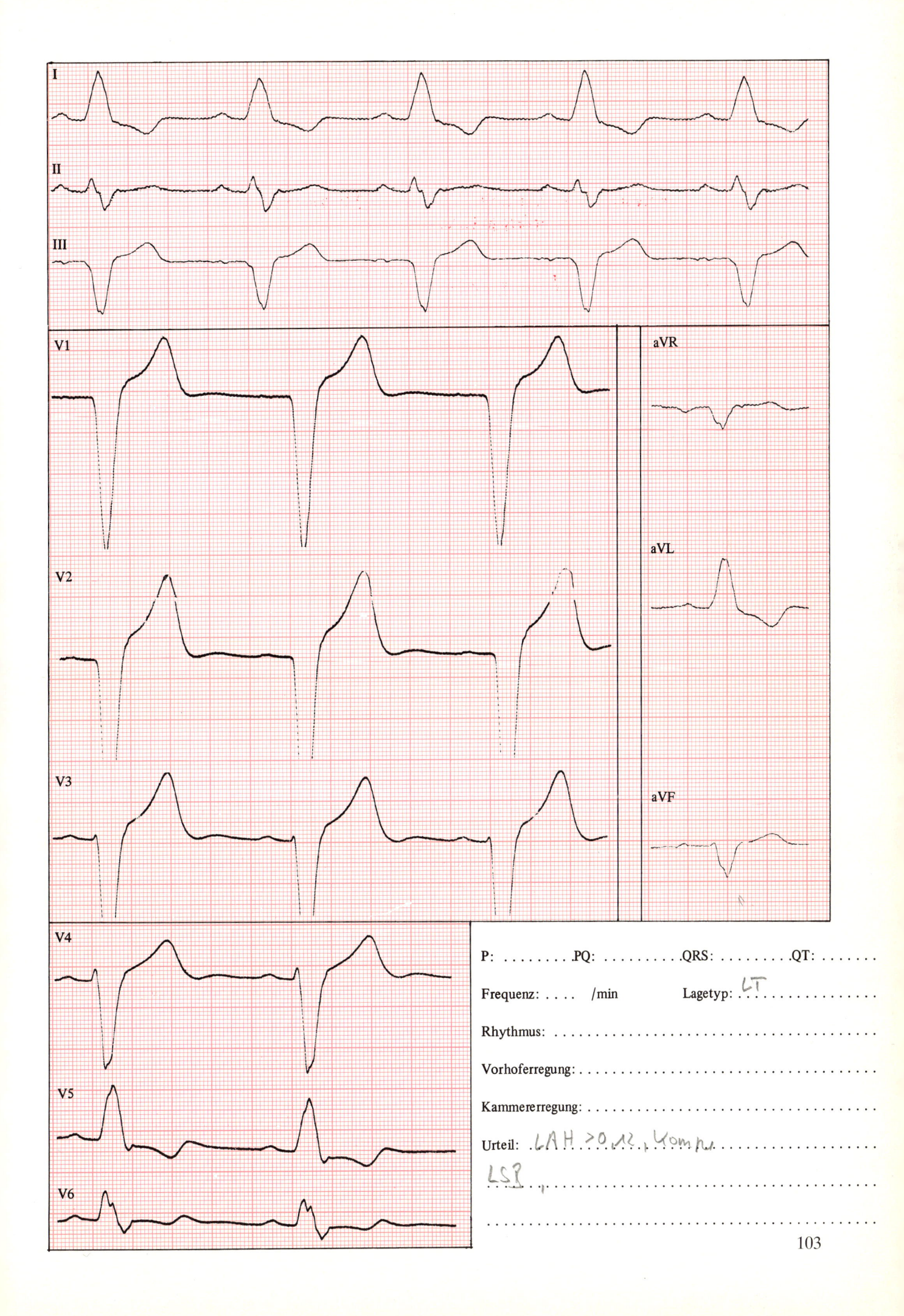

V1	aVR
V2	aVL
V3	aVF

V4
V5
V6

P: .... PQ: .... QRS: .... QT: ....

Frequenz: ..... /min   Lagetyp: LT

Rhythmus: ....

Vorhoferregung: ....

Kammererregung: ....

Urteil: LAH >0,12, kompl. LSB

103

EKG 48

P: 0,1 s   PQ: 0,18 s   QRS: 0,13 s   QT: 0,39 s
Frequenz: 59/min   Lagetyp: Steiltyp
Rhythmus: Sinusrhythmus
Vorhoferregung: P-Welle zweigipflig in Ableitung II und aVF (keine Betonung des zweiten Gipfels); P-Wellen angedeutet biphasisch in Ableitung III und V1.
Kammererregung: M-förmig deformierter QRS-Komplex in V1 mit Verspätung des OUP (0,08 s); diskordante Endstrecken; plumpe S-Zacken in den linkspräkardialen Ableitungen.
Urteil: Kompletter Rechtsschenkelblock.

Anmerkung: Die angedeutete Doppelgipfligkeit der P-Welle in einigen Ableitungen ist nicht eindeutig pathologisch. Derartige Veränderungen findet man oft bei Vagotonie (flaches und doppelgipfliges P) sowie beim alten Menschen (intraatriale Leitungsstörungen bei Koronarsklerose). Häufig liegt auch eine Belastung des linken Vorhofes bei beginnender linksventrikulärer Insuffizienz vor.
Der RSB zeigt sich typischerweise wieder durch einen M-förmig deformierten QRS-Komplex mit Verspätung des OUP in den rechtsventrikulären Ableitungen, besonders in V1. Entsprechend zeigen sich tiefe und plumpe S-Zacken in den linksventrikulären Ableitungen (I, aVL, V5 und V6). Die breite des QRS-Komplexes beträgt in V1 mehr als 0,12 s.
Die häufigsten Ursachen für den RSB: Koronarsklerose, Infarkt, Volumen- oder Drucküberlastung des rechten Ventrikels, gelegentlich auch Myokarditis.

Das EKG stammt von einer 70-jährigen Frau mit bekannter koronarer Herzerkrankung. Eine genaue Abklärung durch Koronarangiografie war nie erfolgt. Seit Jahren klagt die Patientin über belastungsabhängige Thoraxbeschwerden. Die Patientin wird konservativ behandelt mit Isosorbitmononitrat, Nifedipin und bei Bedarf Nitrospray.

I				

| II | | | | |

| III | | | | |

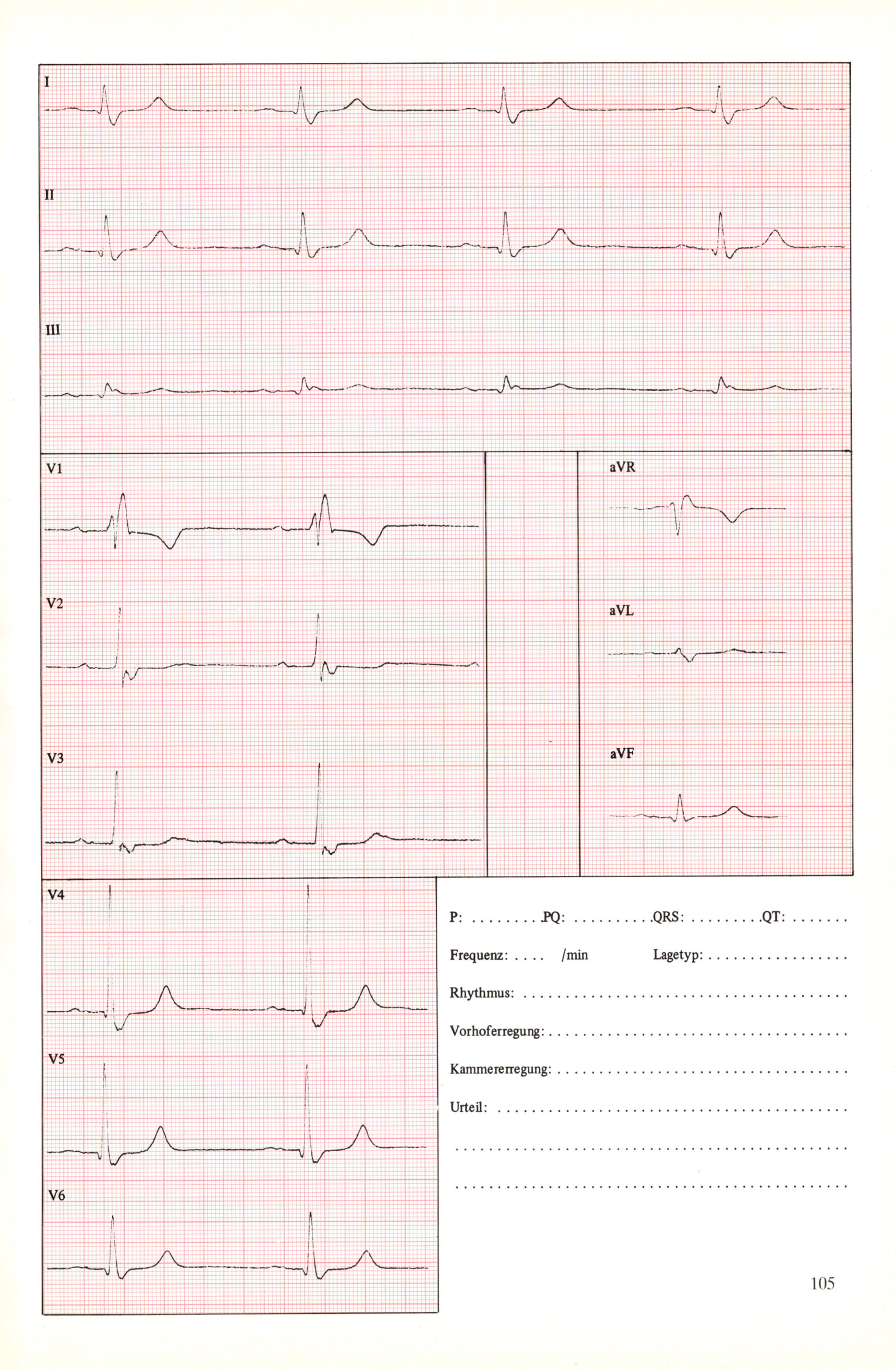

V1		aVR

| V2 | | aVL |

| V3 | | aVF |

V4	

| V5 | |

| V6 | |

P: .... PQ: .... QRS: .... QT: ....

Frequenz: .... /min   Lagetyp: ....

Rhythmus: ....

Vorhoferregung: ....

Kammererregung: ....

Urteil: ....

....

....

105

EKG 49

P: 0,09 s   PQ: 0,12 s   QRS: 0,11 s   QT: 0,39 s
Frequenz: 83/min   Lagetyp: Linkstyp
Rhythmus: Sinusrhythmus
Vorhoferregung: unauffällig; verkürzte PQ-Zeit.
Kammererregung: δ-Welle in allen Extremitäten- und Brustwandableitungen. In Ableitung V1 negative d-Welle. Die δ-Wellen sind relativ groß. Negative bzw. gegensinnige ST/T-Abschnitte. Links-Sokolow-Index von 4,8 mV; vereinzelte ventrikuläre Extrasystolen.
Urteil: Wolff-Parkinson-White (WPW)-Syndrom Typ B; ventrikuläre Extrasystolie; linksventrikuläre Hypertrophie.

Anmerkung: Vergleiche auch Anmerkung zu EKG 22. Von einem Typ A spricht man, wenn die δ-Welle in V1 positiv ist (sternal-positiver Typ) und von einem Typ B, wenn die δ-Welle in V1 negativ ist (sternal-negativer Typ). Beim Typ A wird die vorzeitige Erregung über ein linkes, beim Typ B über ein rechtes Kentsches Bündel geleitet.
Die Störung ist meist angeboren. In seltenen Fällen können Präexzitationssyndrome auch erworben sein (Koronarsklerose, Myokarditis, Endokarditis, Hyperthyreose). bei den erworbenen WPW-Syndromen geht man davon aus, daß kleine Narben an der Ventrikelbasis durch die Vorhoferregung vorzeitig erregt werden und beschleunigt überleiten. Typische Komplikationen sind beim WPW-Syndrom die supra-ventrikulären, paroxysmalen Tachykardien, während der die QRS-Komplexe wieder normal geformt sind. In der Folge der paroxysmalen Tachykardie gibt der Patient oft vermehrten Harndrang an. Polytope ventrikuläre Extrasystolen sind häufige Begleiterscheinungen.

Das EKG stammt von einer 56-jährigen Frau, bei der durch Aufzeichnung von Langzeit-EKGs mehrfach paroxysmale Tachykardien belegt werden konnten. Die Patientin hat zudem einen seit Jahren bestehenden Bluthochdruck (Werte um 180/110 mmHg unter - unzureichender - antihypertensiver Therapie), wodurch sich die Linksherzhypertrophie erklärt. Der Patientin wurde zusätzlich ein Beta-Blocker verordnet.

I				
II				
III				
V1				aVR
V2				aVL
V3				aVF
V4				
V5				
V6				

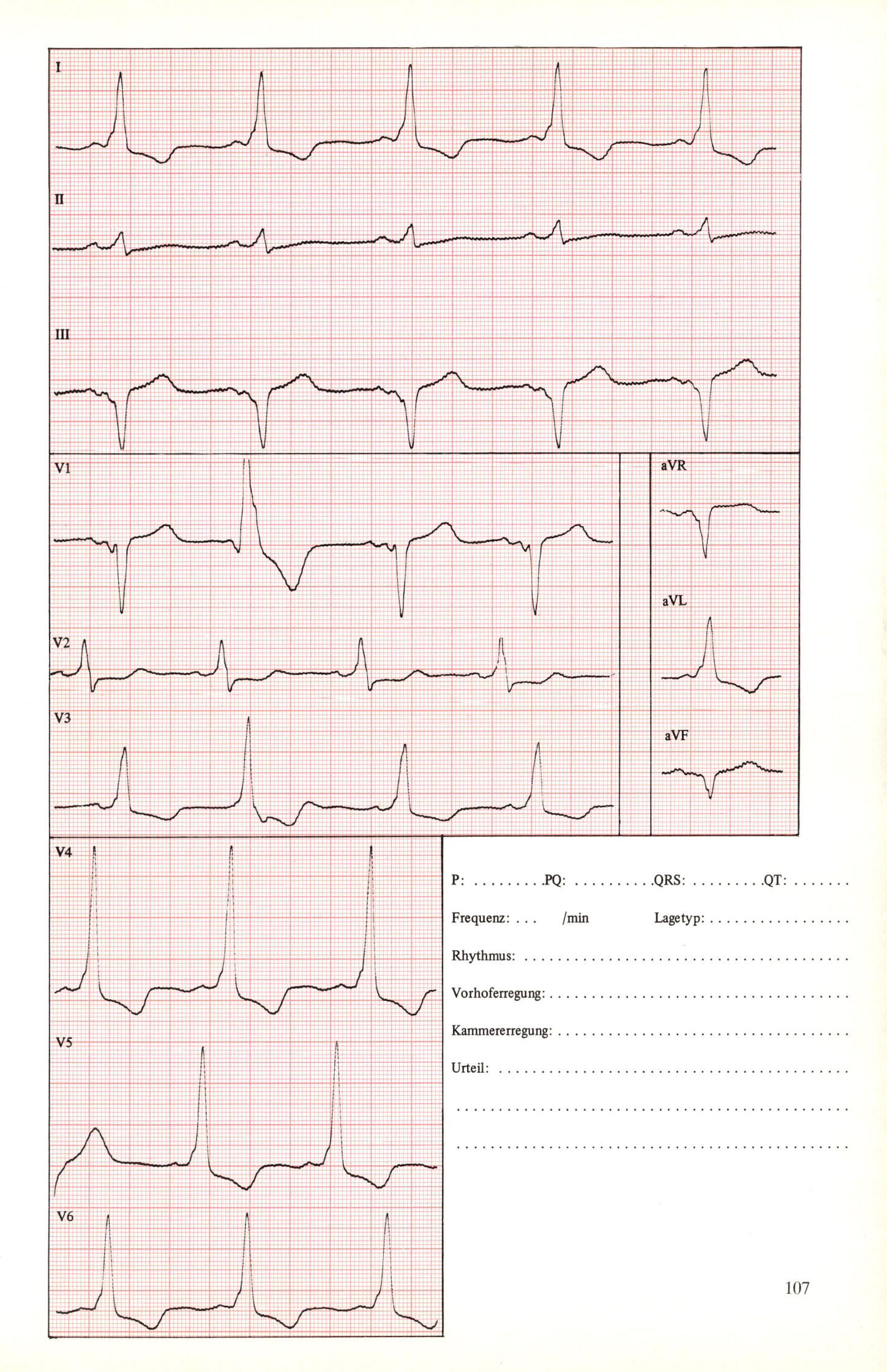

P: ....PQ: ....QRS: ....QT: ....

Frequenz: ... /min   Lagetyp: ....

Rhythmus: ....

Vorhoferregung: ....

Kammererregung: ....

Urteil: ....

....

....

107

EKG 50

P: 0,1 s   PQ: ---   QRS: 0,08 s   QT: 0,46 s
Frequenz: Kammern: 43/min; Vorhöfe: 70-80/min   Lagetyp: Indifferenztyp
Rhythmus: Supraventrikulärer (AV- oder Bündel-) Ersatzrhythmus
Vorhoferregung: AV-Block III. Grades
Kammererregung: normal geformte QRS-Komplexe.
Urteil: AV-Block III. Grades mit AV- oder His-Bündel-Ersatzrhythmus. Vollständige AV-Dissoziation. Ventrikulophasische Sinusarrhythmie.

Anmerkung: Der Begriff "vollständige AV-Dissoziation" besagt, daß Vorhöfe und Kammern unabhängig voneinander schlagen und somit im EKG QRS-Komplexe und P-Wellen unabhängig voneinander auftreten. Auch beim kompletten AV-Block (AV-Block III. Grades) liegt eine vollständige AV-Dissoziation vor. Im vorliegenden EKG folgen die Vorhöfe einem Sinusrhythmus, die Kammern einem AV- oder His-Ersatzrhythmus (die QRS-Komplexe sind nicht deformiert!). Bei der AV-Dissoziation kommt es zu gewissen Interaktionen zwischen Vorhof- und Kammertätigkeit: Auffällig ist, daß die P-P-Intervalle, zwischen denen QRS-Komplexe liegen, kürzer sind als diejenigen, die zwischen zwei QRS-Komplexen liegen. Man nennt dieses Phänomen "Erlanger-Blackman-Phänomen", bzw. man spricht von einer ventrikulophasischen Sinusarrhythmie, also von einer von der Kammeraktion beeinflußten Sinusarrhtyhmie.
Ursachen eines AV-Block III. Grades können u.a. koronare Herzerkrankung, Myokardinfarkt, Myokarditis und Bluthochdruck sein. Außerdem kann der AV-Block III. Grades angeboren sein. Im vorliegenden EKG liegt eine AV- oder His-Ersatzrhythmus vor. Typisch dafür ist die Kammerfrequenz zwischen 40 und 60/min und der normal geformte und regelrecht breite QRS-Komplex.

Das EKG stammt von einem 21-jährigen Mann, bei dem der AV-Block III. Grades seit der Kindheit bekannt und somit wahrscheinlich angeboren ist. Der Patient ist körperlich voll belastbar. Seit einigen Monaten allerdings klagt er über plötzliche in Ruhe auftretende Schwindelanfälle mit Schwarzwerden vor den Augen. Bei anhaltenden Beschwerden wäre eine Indikation zur Implantation eines Herzschrittmachers gegeben.

I				

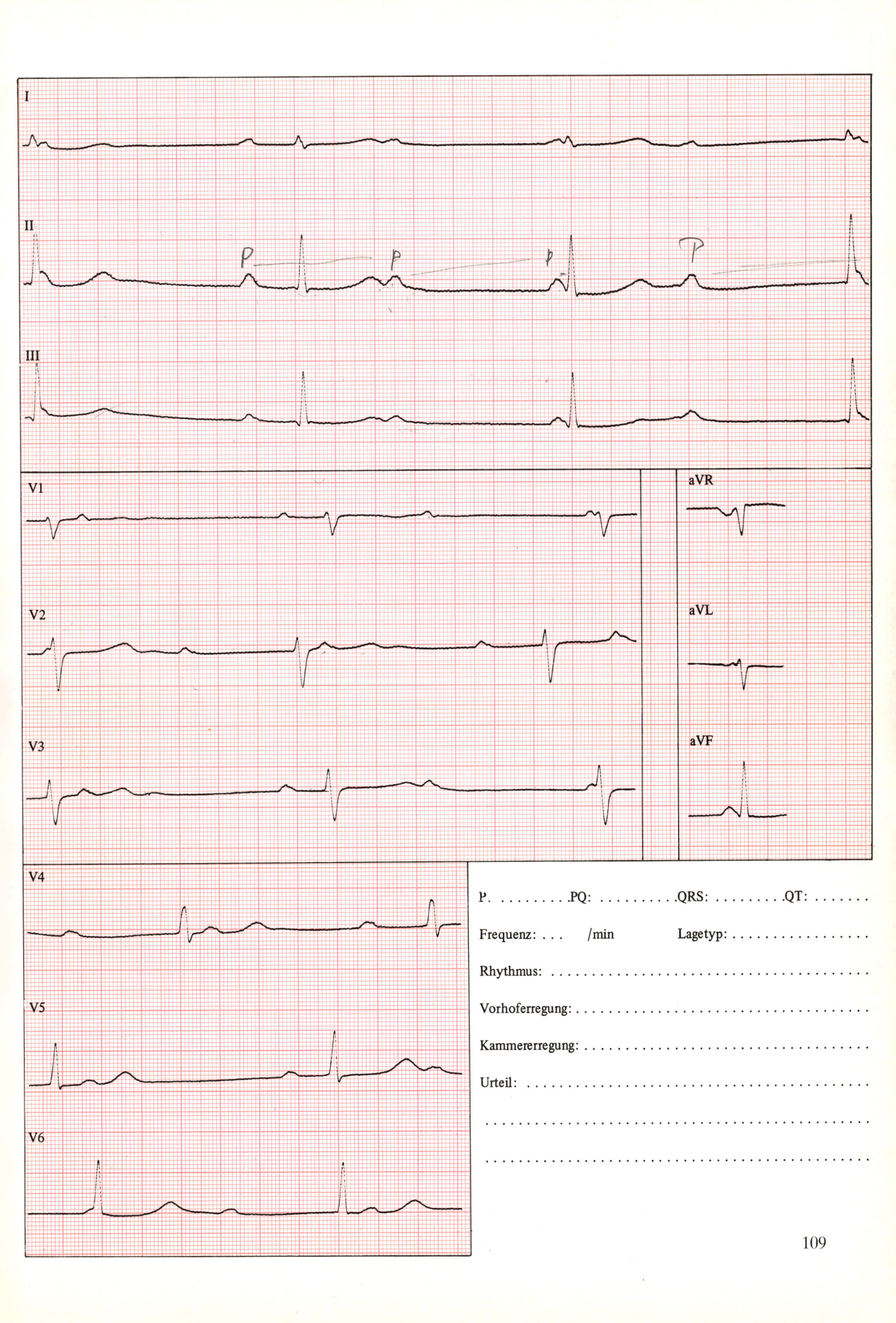

II   P   P   P   P

III

V1   aVR

V2   aVL

V3   aVF

V4

V5

V6

P: .... PQ: .... QRS: .... QT: ....

Frequenz: ... /min   Lagetyp: ....

Rhythmus: ....

Vorhoferregung: ....

Kammererregung: ....

Urteil: ....

109

EKG 51

P: 0,09 s PQ: 0,14 s QRS: 0,09 s QT: 0,31 s
Frequenz: 117/min Lagetyp: Linkstyp
Rhythmus: Sinusrhythmus
Vorhoferregung: P biphasisch in V1 und V2; intermittierender AV-Block II.° (2 P-Wellen im V1-Streifen!)
Kammererregung: ST-Senkung von 0,3-0,4 mV und präterminal negative T-Welle in Ableitung I und aVL. Deutliche, pathologische Q-Zacken in Ableitung II, III und aVF mit ausgeprägter ST-Hebung. M-förmig deformierter QRS-Komplex in V1 mit Verspätung des OUP auf 0,07 s. Leichte ST-Hebung in V1-V4, R-Verlust bzw. R-Reduktion in V4. Vereinzelte ventrikuläre und supraventrikuläre Extrasystolen.
Urteil: Frischer inferiorer bzw. diaphragmaler Infarkt; supraventrikuläre und ventrikuläre Extrasystolie; inkompletter Rechtsschenkelblock; intermittierender AV-Block II.°

Anmerkung: Ursache des inferioren Infarktes ist ein Verschluß oder eine höhergradige Stenose der rechten Koronararterie. Die direkten Infarktzeichen (pathologisches Q, ST-Hebung, T-Inversion) projizieren sich besonders auf die Ableitungen II, III und aVF. Die noch ausgeprägten ST-Hebungen sprechen für ein frisches Infarktstadium. Im Gegensatz zum frischen Vorderwandinfarkt kommt es beim frischen Hinterwandinfarkt häufiger zu höhergradigen AV-Blockierungen bis zum totalen AV-Block. Auch sind bradykarde Rhythmusstörungen nicht selten. Der inkomplette Rechtsschenkelblock war in diesem Fall bereits vor Auftreten des Infarktes bekannt.

Das EKG stammt von einer 76-jährigen Frau, die seit Jahren über Herzbeschwerden klagt. Fünf Stunden vor Aufzeichnung des EKGs spürte die Patientin plötzlich starke linksthorakale Schmerzen mit typischer Ausstrahlung in den linken Arm. Der Enzymverlauf (CK, LDH und GOT) war infarkttypisch. Abgesehen von einer ausgeprägten ventrikulären Extrasystolie traten im weiteren Verlauf keine Komplikationen auf. Die Extrasystolie wurde antiarrhythmisch behandelt.

P:	PQ:	QRS:	QT:

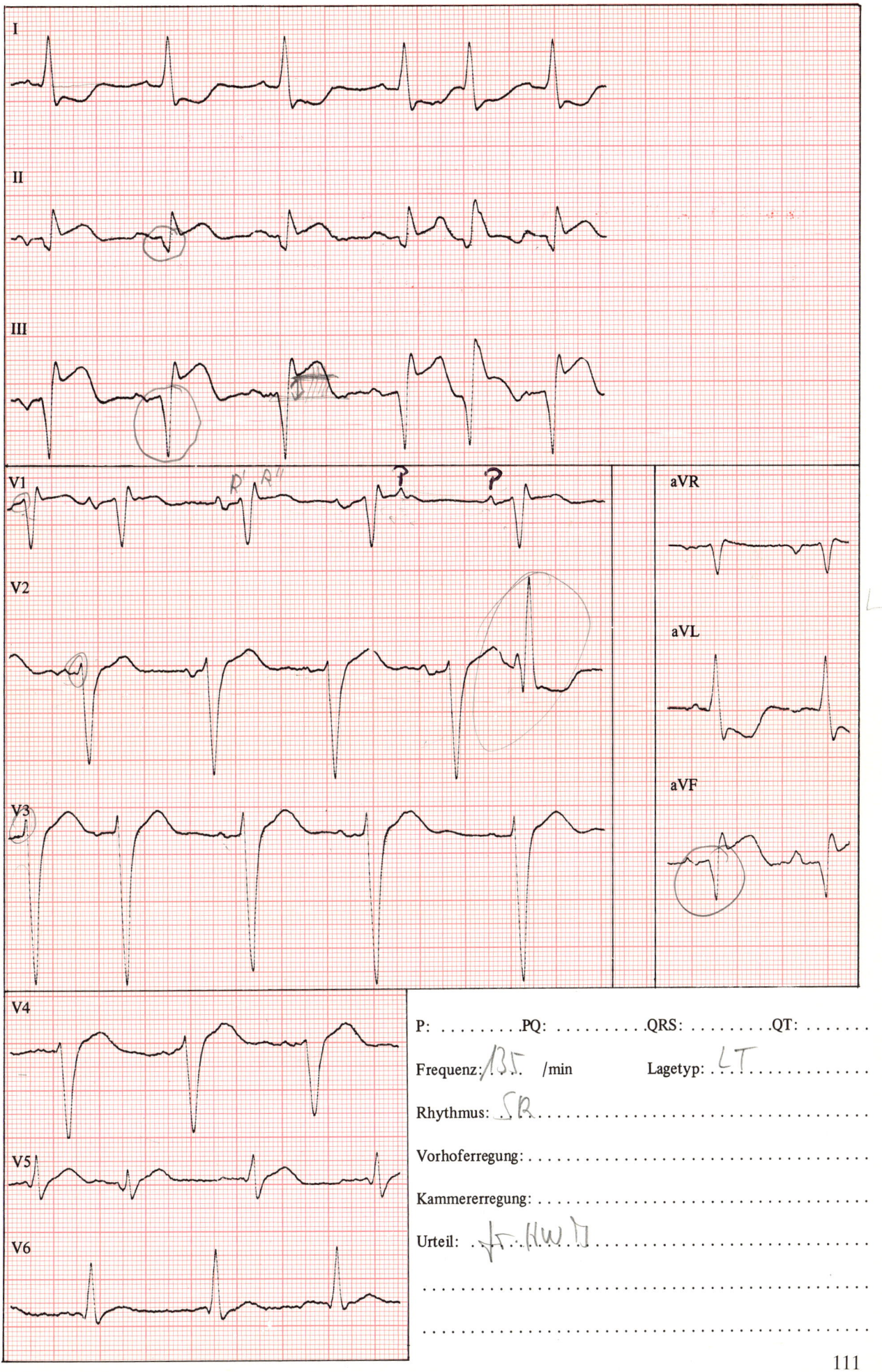

Frequenz: 135 /min   Lagetyp: LT

Rhythmus: SR

Vorhoferregung:

Kammererregung:

Urteil: HKW?

111

EKG 52

P: --- PQ: --- QRS: verbreitert QT: 0,37 s
Frequenz: 195-210/min Lagetyp: ---
Rhythmus: Kammerrhythmus
Vorhoferregung: Vereinzelte angedeutete P-Wellen, besonders V2, V4 und V5.
Kammererregung: Flattern
Urteil: Kammerflattern mit einer Frequenz von 195-210/min.

Anmerkung: Zwischen ventrikulärer Tachykardie und Kammerflattern besteht ein fließender Übergang. Man spricht dann von Kammerflattern, wenn die Herzfrequenz zwischen 180 und 250 Schlägen/min liegt (nach Holzmann). Bei Kammerflattern fallen im EKG die gleichmäßigen, rasch aufeinanderfolgenden, "Haaradelkurven" ähnlichen Kammerkomplexe auf. Meist findet sich ein mehrfacher Typenwandel der Kammererregung im Sinne eines Wechsels der Erregungsbahn. Anfang und Ende der QRS-Komplexe lassen sich oft nicht genau festlegen. Häufig geht Kammerflattern in Kammerflimmern über. Prinzipiell ist die Rhythmusstörung jedoch reversibel. Kammerflattern kann ebenso wie Kammerflimmern vorkommen bei: Koronarsklerose, Myokarditis, Myokardinfarkt, WPW-Syndrom, Herzinsuffizienz, Bluthochdruck, Intoxikation mit Digitalis, Chinidin, Adrenalin und manchen Narkotika, außerdem bei Hyperkaliämie.
Kammerflattern und Kammerflimmern stellen Notfallsituationen dar, die sofortige Maßnahmen erfordern: wenn möglich sofortige Defibrillation mit 200 bis 400 Ws, andernfalls kräftiger Faustschlag auf den Thorax, externe Herzmassage, gegebenenfalls künstliche Beatmung. Als unterstützende Maßnahme und Rezidivprophylaxe Lidocain 100-200 mg i.v.. im Bolus und 1-4 mg/min über Perfusor. Zum Ausgleich der entstehenden metabolischen Azidose gegebenenfalls sogenannte "blinde Pufferung" mit 100-200 mval Natriumbikarbonat i.v.. Kreislaufstabilisierung durch Dopamin 50 mg in 250 ml NaCl-Lösung als Dauertropfinfusion (anfangs 18 Tropfen/min, erforderlichenfalls Steigerung bis auf 30 Tropfen/min.)

Das EKG stammt von einer 71-jährigen Frau mit dekompensierter Herzinsuffizienz bei anamnestisch bekanntem Bluthochdruck und Koronarsklerose. Nach Defibrillation vorübergehend Übergang in Sinusrhythmus, kurze Zeit später jedoch erneut Kammerflattern mit Übergang in Kammerflimmern. Die Patientin verstarb letztlich im kardiogenen Schock.

P:	PQ:	QRS:	QT: ......

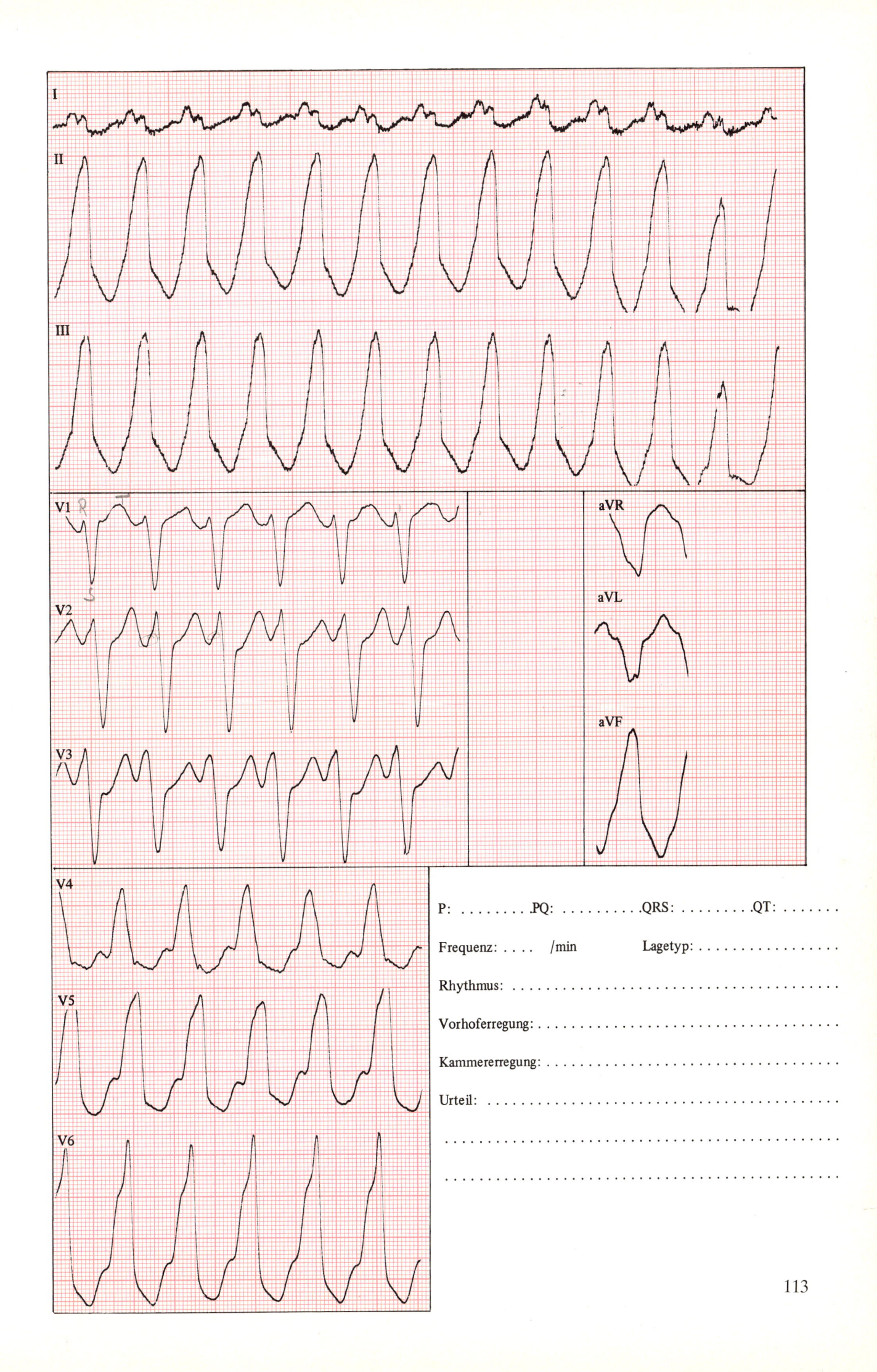

Frequenz: .... /min   Lagetyp: ....

Rhythmus: ....

Vorhoferregung: ....

Kammererregung: ....

Urteil: ....

....

....

113

EKG 53

P: --- PQ: --- QRS: --- QT: ---
Frequenz: 72/min Lagetyp: ---
Rhythmus: Schrittmacherrhythmus
Vorhoferregung: Keine eindeutigen Vorhofaktionen
Kammererregung: Regelmäßige Schrittmacherimpulse, wobei jede Schrittmacheraktion durch eine Kammeraktion beantwortet wird.
Urteil: Schrittmacher-EKG mit regelrechter Schrittmacherfunktion. Impulsintervall 829 ms, Pulsweite 0,55 ms.

Anmerkung: Vergleiche auch EKG 42. Das Schrittmacher-EKG erkennt man wiederum an den typischen Schrittmacherspikes und den nachfolgenden, formveränderten Kammeraktionen. Jeder Schrittmacherimpuls wird im vorliegenden EKG beantwortet.

Das EKG stammt von einem 68-jährigen Mann. Der Schrittmacher wurde wegen eines AV-Block III. Grades implantiert (drei Jahre zuvor). Es handelt sich um einen sogenannten VVI-Typ (R-Zacken-inhibierter Schrittmacher). Der Schrittmacher arbeitet im vorliegenden Fall permanent, da die Eigenfrequenz des Herzens unter der Basisfrequenz des Schrittmachers liegt. Der Patient ist weitgehend beschwerdefrei und kommt zur routinemäßigen Schrittmacherkontrolle.

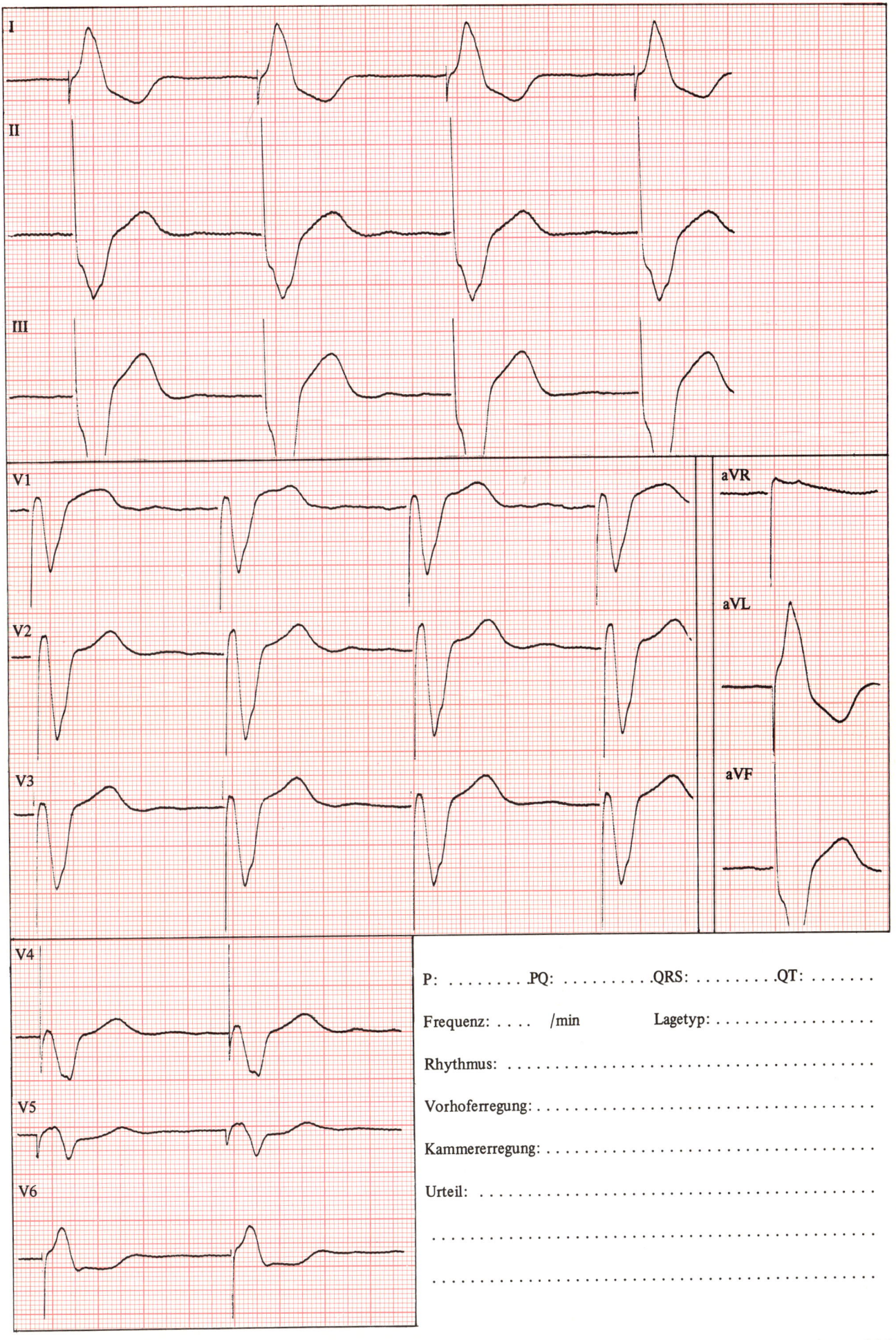

P:	PQ:	QRS:	QT:	
Frequenz: /min		Lagetyp:		
Rhythmus:				
Vorhoferregung:				
Kammererregung:				
Urteil:				

EKG 54

P: 0,06 s PQ: 0,09 s QRS: 0,09 s QT: 0,36 s
Frequenz: 85/min Lagetyp: Steiltyp
Rhythmus: Vorhofrhythmus
Vorhoferregung: Negative P-Wellen in Ableitung II, III, aVF und V1 - V5.
Kammererregung: ST-Senkung in Ableitung II, III und aVF (bis 0,2 mV); präterminal negative T-Wellen in diesen Ableitungen; M-förmig deformierter QRS-Komplex in V1 mit Verspätung des OUP auf 0,05 s.
Urteil: Inferior-anteriorer linksatrialer Vorhofrhythmus; **inkompletter Rechtsschenkelblock.**

Anmerkung: Vorhofrhythmen, ebenso wie AV-Rhythmen findet man besonders häufig bei Digitalisüberdosierung, Linksherzbelastung, Überdehnung des linken Vorhofs), Vagotonie und manchmal bei Jugendlichen (ohne Krankheitswert).

Das EKG stammt von einer 72-jährigen Frau, die wegen eines Korpuskarzinoms operiert werden mußte. Kardiale Beschwerden wurden nicht angegeben. Zum Zeitpunkt der EKG-Aufzeichnung war die Patientin (75 kg, 164 cm Körpergröße) mit 0,4 mg ß-Methyldigoxin / Tag eingestellt. Der Digitalisspiegel war am Tag der EKG-Aufzeichnung deutlich erhöht. Die EKG-Veränderungen wurden daher als Folge der Überdigitalisierung interpretiert. Nach einwöchiger Digitalispause hatte sich der Befund bis auf den inkompletten RSB völlig normalisiert.

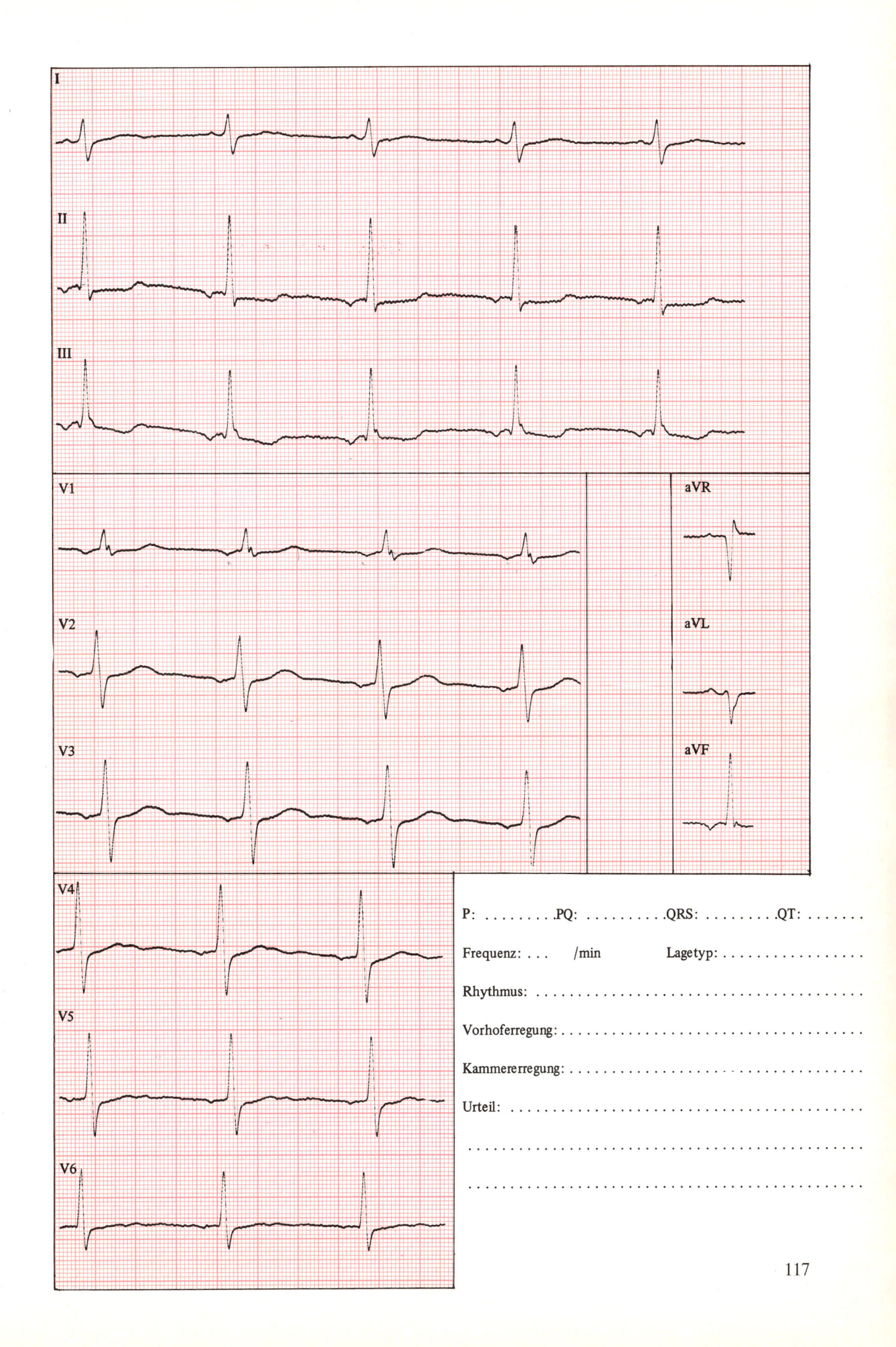

P:	PQ:	QRS:	QT:	
Frequenz: /min		Lagetyp:		
Rhythmus:				
Vorhoferregung:				
Kammererregung:				
Urteil:				

117

EKG 55

P: 0,09 s   PQ: 0,17 s   QRS: 0,11 s   QT: 0,36 s
Frequenz: 96/min   Lagetyp: überdrehter Linkstyp ($\alpha \cong -60°$)
Rhythmus: Sinusrhythmus
Vorhoferregung: P biphasisch in V1 und zweigipflig in V2 - V6 sowie in II und III.
Kammererregung: Fehlende R-Progression bis V4. Deszendierende ST-Abschnitte in I und aVL mit negativen T-Wellen; ST-Senkung auch V5 und V6 bis 0,1 mV; präterminal negatives T.
Urteil: Verdacht auf alten Anteroseptalinfarkt; linksanteriorer Hemiblock; DD: Linkshypertrophie.

Anmerkung: Wenn der Winkel α beim überdrehten Linkstyp $\geq -60°$ beträgt, so ist von einem linksanterioren Hemiblock auszugehen; ebenso, wenn sich gleichzeitig Zeichen eines Vorderwandinfarktes finden. Im vorliegenden EKG deuten die negativen T-Wellen in I und aVL und die fehlende R-Progression bis V4 auf eine anteroseptalen Infarkt hin, bzw. auf eine höhergradige Stenose oder einen Verschluß eines Diagonalastes der linken Koronararterie. Eine Sklerotische Schädigung des Ramus interventricularis anterior der linken Koronararterie ist häufig die Ursache für einen LAH ohne Infarkt. Auch Kardiomyopathien, Aortenstenose oder schwerer Hypertonus kommen als Ursache des LAH in Frage.

Das EKG stammt von einem 65-jährigen Mann, bei dem es anamnestisch 1 1/2 Jahre zuvor zu einem Infarktereignis gekommen war. Jetzt klagt der Patient über belastungsabhängige Herzbeschwerden. Er wird konservativ mit Isosorbitdinitrat und Nifedipin behandelt.

I		aVR
II		aVL
III		aVF

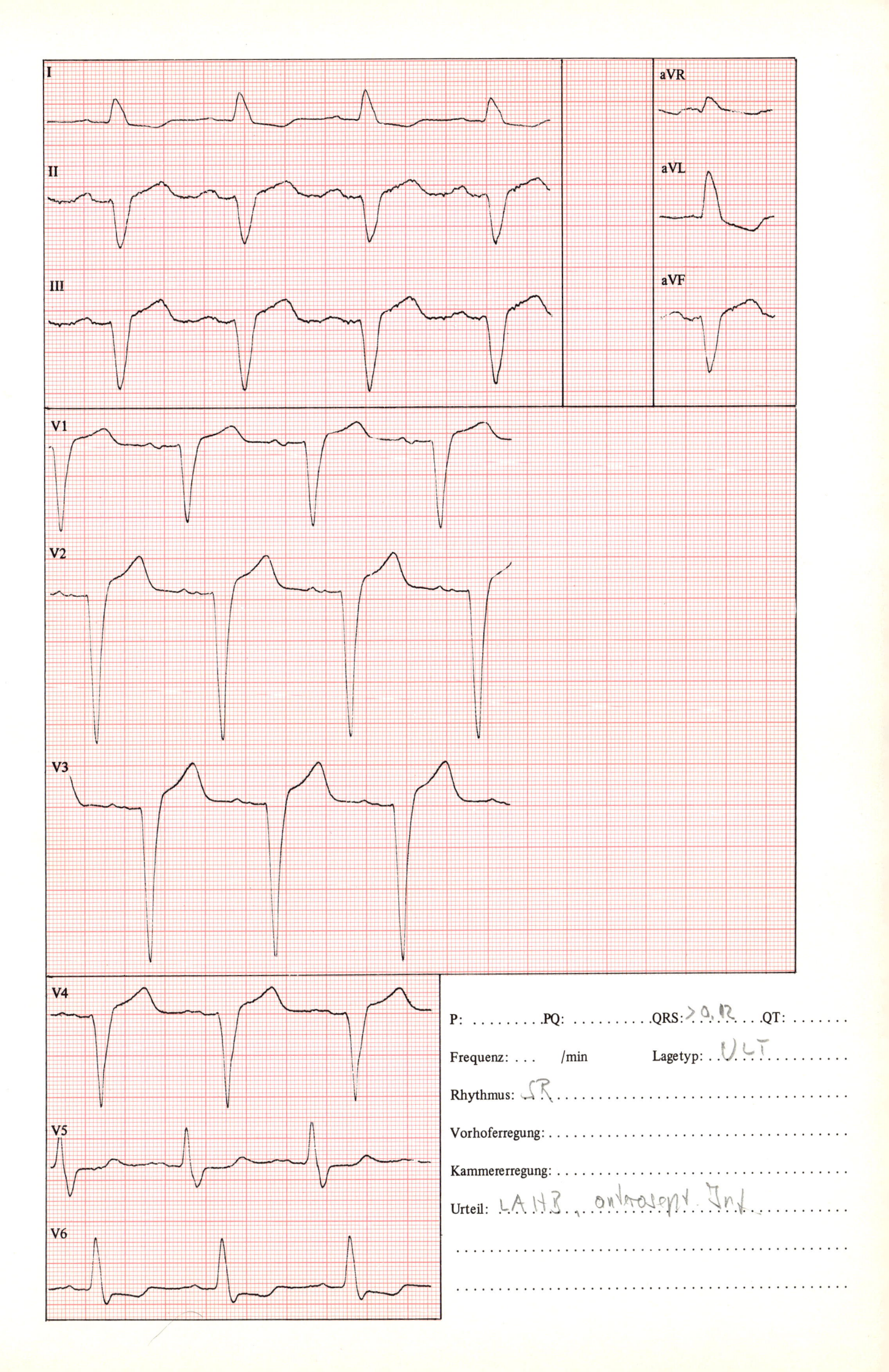

V1
V2
V3
V4
V5
V6

P: .... PQ: .... QRS: >0,12 .. QT: ......
Frequenz: ... /min   Lagetyp: ÜLT
Rhythmus: SR
Vorhoferregung: ....
Kammererregung: ....
Urteil: LAHB, antroseptr. Inf.

EKG 56

P: 0,11 s   PQ: 0,16 s   QRS: 0,13 s   QT: 0,41 s
Frequenz: ca. 73/min   Lagetyp: Sagittaltyp
Rhythmus: Sinusrhythmus mit Extrasystolie in Bigeminusform.
Vorhoferregung: unauffällig
Kammererregung: M-förmig deformierter QRS-Komplex in V1 - V5 mit Verspätung des OUP in V1 auf 0,07 s, in V5/6 auf über 0,055 s; plumpe S-Zacken in I, II, aVL, V3 - V6. Monotope, ventrikuläre Extrasystolie in Bigeminusform.
Urteil: Verdacht auf Arborisationsblock; Sinusbradykardie; ventrikuläre Extrasystolie als Bigeminus.

Anmerkung: Aus Platzgründen mußte die Darstellung der Ableitung V6 unterbleiben. In diesem Fall trägt die Ableitung V6 auch nicht wesentlich zum EKG bei. Für den Arborisationsblock spricht die Verspätung des OUP von V1-V5. Ursache ist meist eine Koronarsklerose, ferner häufig eine rechtsventrikuläre Druck- oder Volumenbelastung. Die ventrikuläre Extrasystolie, d.h. die vorzeitige Kammererregung aus einem tertiären Automatiezentrum in der Kammermuskulatur kann außer bei vegetativer Labilität auch bei Herzerkrankungen wie Myokarditis, Myokardinfarkt, Koronarinsuffizienz oder Klappenvitien vorkommen, bzw. auf toxische Schäden am Herzen zurückzuführen sein (Hyperthyreose, Digitalis, Halothan u.a.).

Das EKG stammt von einem 23-jährigen Mann mit Trikuspidalklappeninsuffizienz (durch Herzkatheter bestätigt). Echokardiografisch besteht eine deutliche Rechtsherzhypertrophie. Der Patient war digitalisiert. Der Digitalisspiegel war grenzgradig erhöht. Die Extrasystolie vom Bigeminustyp könnte somit digitalisbedingt sein. Die QRS-Komplexe sind normalerweise gegenüber Glykosideinflüssen recht unempfindlich. Das Schenkelblockbild dürfte also kaum Folge eines Überdigitalisierung sein. Nur bei ausgeprägter Glykosidintoxikation gelingt es, intraventrikuläre Erregungsausbreitungsverzögerungen zu induzieren. Fast immer ist dabei der rechte Tawara-Schenkel betroffen.

I		
II		
III	VES VES	
V1		aVR
V2		aVL
V3		aVF
V4		
V5	kompl LSB	

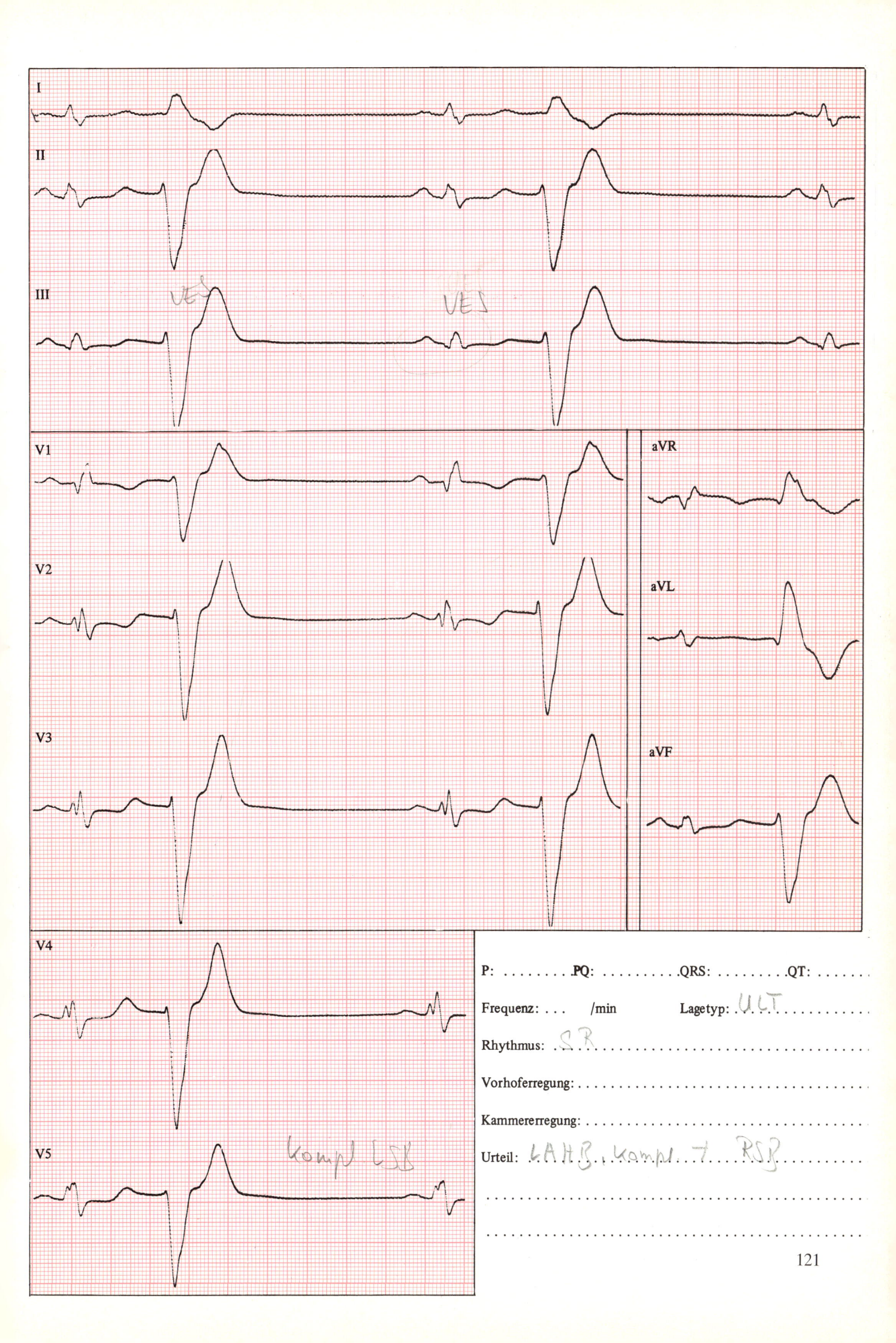

P: .... PQ: .... QRS: .... QT: ....

Frequenz: ... /min   Lagetyp: ÜLT

Rhythmus: SR

Vorhoferregung: ....

Kammererregung: ....

Urteil: LAHB, kompl. ? RSB

121

EKG 57

P: 0,09 s PQ: 0,16 s QRS: 0,13 s QT: 0,30 s
Frequenz: 78/min Lagetyp: überdrehter Linkstyp
Rhythmus: Sinusrhythmus, Extrasystolie
Vorhoferregung: unauffällig
Kammererregung: Pathologische Q-Zacken in Ableitung II, III, aVF; ST-Hebung in Ableitung II, III und aVF (bis 0,2 mV); Negativierung der T-Welle in Ableitung III. M-förmig deformierter QRS-Komplex V1-V3. Plumpe S-Zacken in den linkspräkardialen Ableitungen. Diskordante Endstrecken V1 - V3; vereinzelte monotope ventrikuläre Extrasystolen.
Urteil: Kompletter Rechtsschenkelblock; monotope ventrikuläre Extrasystolie; relativ frischer, inferiorer Infarkt.

Anmerkung: Ursache des inferioren Infarktes ist ein Verschluß oder eine höhergradige Stenose der rechten Koronararterie. Vergleiche auch Anmerkung zu EKG 40, 41 und 51. Die direkten Infarktzeichen (Q, ST-Hebung, T-Inversion) zeigen sich wieder in Ableitung II, III und aVF. Die Extrasystolie paßt zum Infarktereignis. Den Rechtsschenkelblock erkennt man am M-förmig deformierten QRS-Komplex mit Verspätung des OUP auf 0,08 s rechtspräkardial und den plumpen S-Zacken linkspräkardial. Der RSB erschwert die Infarktdiagnose.

Das EKG stammt von einer 71-jährigen Frau, die seit einigen Jahren über pektanginöse Beschwerden klagt. Der Rechtsschenkelblock ist bereits seit langem bekannt und steht nicht in direktem Zusammenhang mit dem Infarkt. Einige Tage vor der Aufzeichnung des EKGs klagte die Patientin über linksthorakale Beschwerden. Laborchemisch zeigte sich ein herzinfarkttypischer Verlauf der Enzymveränderungen (CK, LDH, GOT). Komplikationen traten nach dem Infarkt nicht auf. Die Patientin wurde weiterhin konservativ behandelt mit Isosorbitmononitrat, Nifedipin und Dysopyramid (wegen ausgeprägter Extrasystolie).

I				
II	P R Q S			
III	R Q			

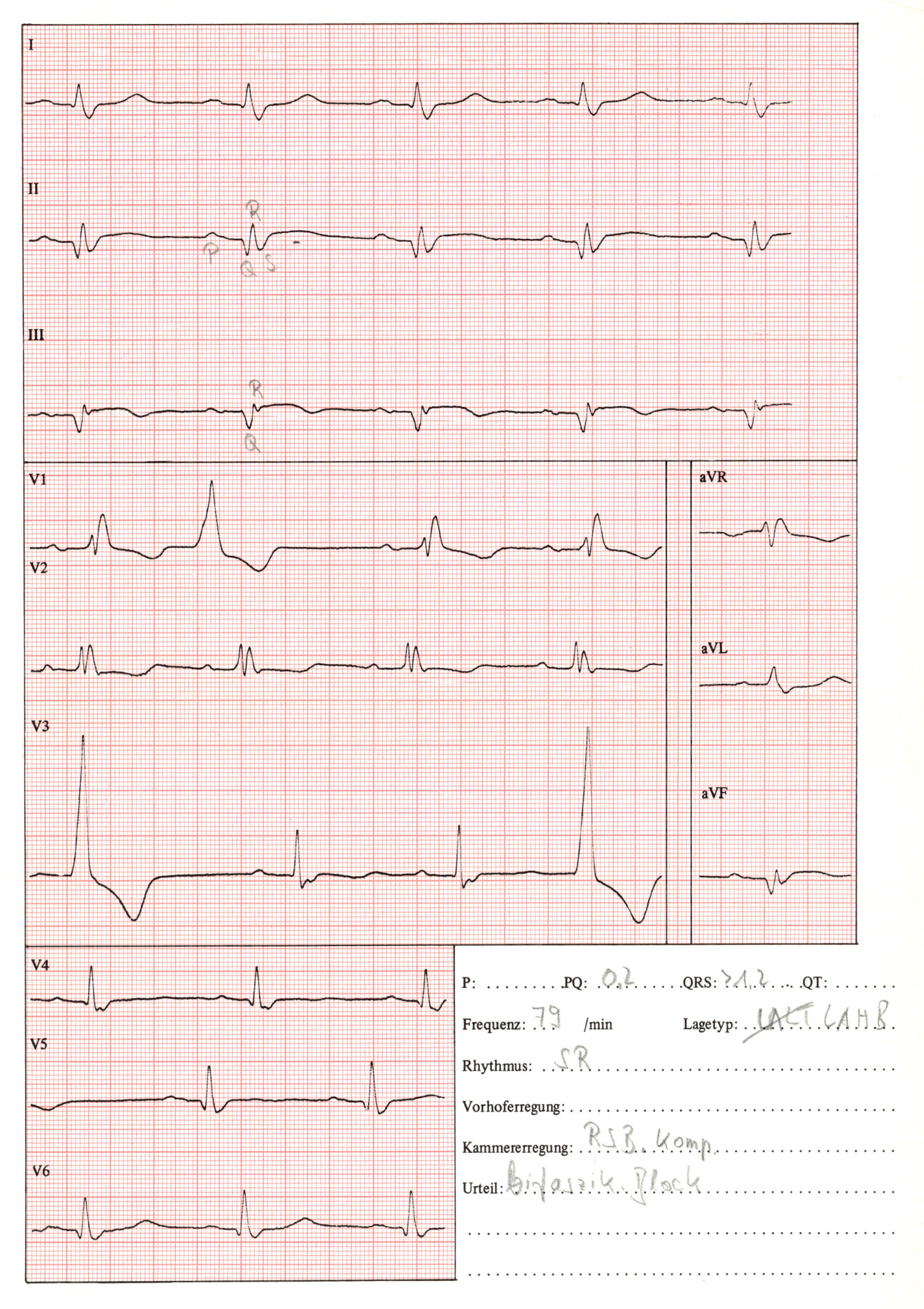

		aVR
V1 / V2		
V3		aVL
		aVF

V4		
V5		
V6		

P: .... PQ: 0,2 ...... QRS: >1,2 ... QT: ......

Frequenz: 79 /min   Lagetyp: überdr. LAHB

Rhythmus: SR

Vorhoferregung: ....

Kammererregung: RSB. kompl.

Urteil: Bifaszik. Block

123

EKG 58

P: 0,1 s   PQ: 0,15 s   QRS: 0,1 s   QT: 0,32 s
Frequenz: 84/min   Lagetyp: überdrehter Linkstyp ($\alpha \cong -60°$)
Rhythmus: Sinusrhythmus
Vorhoferregung: unauffällig
Kammererregung: Verzögerte R-Progression bis V3; negative T-Wellen in I und aVL.
Urteil: Linksanteriorer Hemiblock; Verdacht auf anteroseptalen Vorderwandinfarkt. DD: Linkshypertrophie.

Anmerkung: Vergleiche auch EKG 55. Ein überdrehter Linkstyp bei einem Winkel α von -30° ist meist lagebedingt im Sinne einer ausgeprägten Hypertrophie der linken Kammer. Bei einem Winkel zwischen -40 und -50° ist ein LAH wahrscheinlich; bei einem Winkel α von $\geq -60°$, oder wenn gleichzeitig Zeichen eines Vorderwandinfarktes vorliegen, spricht man von einem LAH im Sinne einer Septumbeteiligung im Rahmen des Infarktes. Im vorliegenden EKG werden fehlende R-Progression von V2 bis V3 und negative T-Wellen in I und aVL als Residuen eines alten anteroseptalen Infarktes gedeutet. Eine verzögerte R-Progression kann aber auch nur durch eine LAH bedingt sein.

Das EKG stammt von einer 67-jährigen Frau. Ein Infarktereignis ist anamnestisch nicht bekannt. Die Patientin hat keine kardialen Beschwerden. Das Herz ist röntgenologisch normal groß. Die Patientin wird wegen eines Bluthochdrucks mit Prazosin und einem Diuretikum behandelt und erhält zudem Nifedipin.

| P: | PQ: | QRS: | QT: |

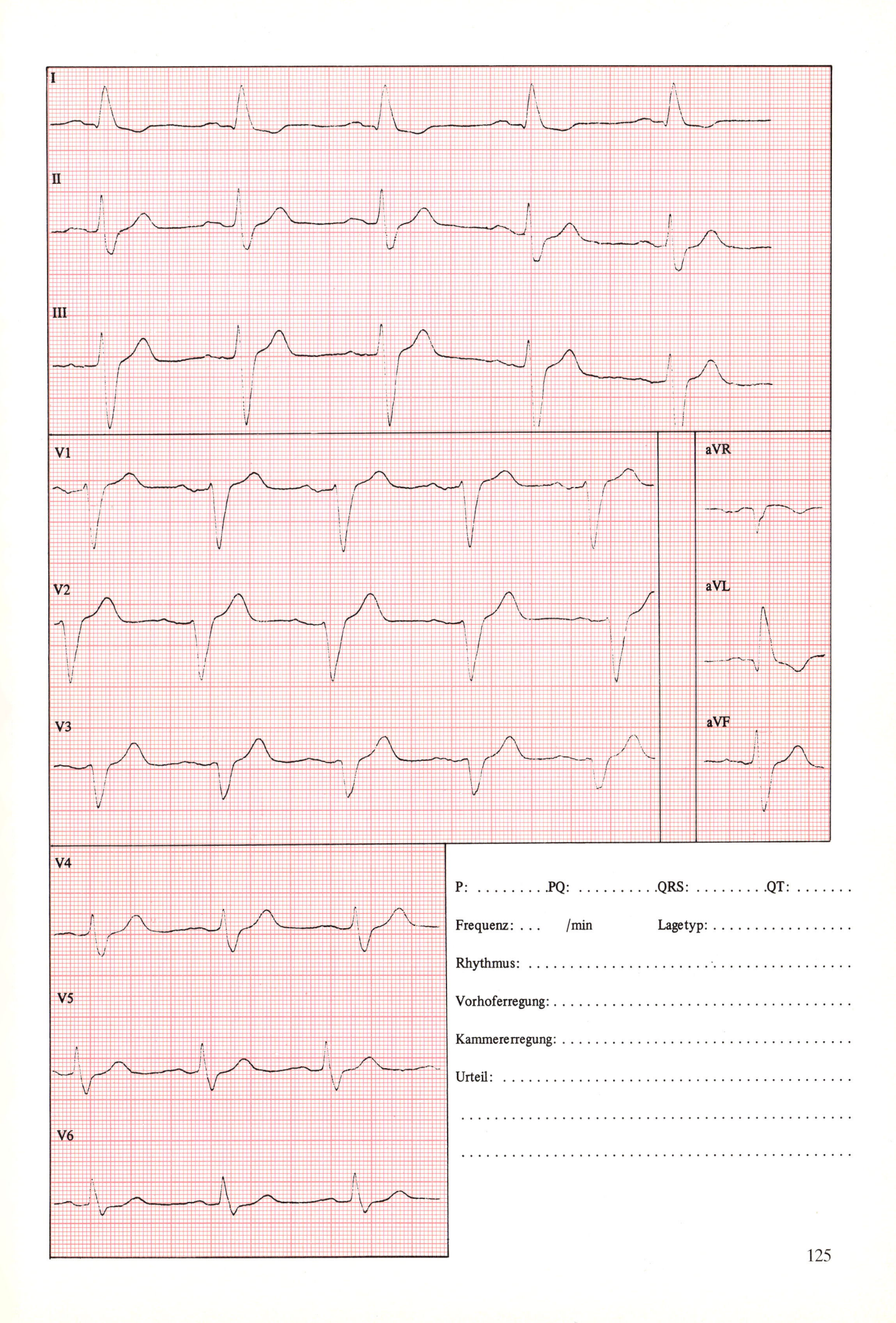

Frequenz: ... /min   Lagetyp: ....

Rhythmus: ....

Vorhoferregung: ....

Kammererregung: ....

Urteil: ....

125

EKG 59

P: 0,1 s   PQ: 0,16 s   QRS: 0,1 s   QT: 0,40 s
Frequenz: 73/min   Lagetyp: Linkstyp
Rhythmus: Sinusrhythmus
Vorhoferregung: unauffällig
Kammererregung: Kleine Q-Zacken in Ableitung I, aVL, V5 und V6. Negative T-Wellen in I, aVL und V5/V6. Kerbung der QRS-Komplexe in I, aVL und V1.
Urteil: Verdacht auf alten Anterolateralinfarkt; unspezifische Rechtsverspätung.

Anmerkung: Einem Anterolateralinfarkt liegt ein Verschluß oder eine höhergradige Stenose eines Diagonalastes des Ramus interventricularis anterior oder des Ramus circumflexus zugrunde. Die direkten Infarktzeichen sind am deutlichsten in Ableitung V5 bis V6 und oft auch in I und aVL zu erkennen. Ein hochgelegener Lateralinfarkt zeigt sich manchmal nur in aVL mit signifikanten Veränderungen. Im vorliegenden EKG wurden die kleinen Q-Zacken in I und aVL sowie die negativen T-Wellen in I, aVL und V5/V6 als Zeichen eines alten anterolateralen Infarktes interpretiert. Anterolateraler, posterolateraler Infarkt und Spitzeninfarkt können oft nicht eindeutig differenziert werden, da die Infarktnekrose je nach Versorgungstyp und Größe des Infarktes einmal mehr im anterolateralen, ein andermal mehr im posterolateralen Bereich oder im Spitzenbereich liegen kann.
Eine unspezifische Rechtsverspätung (inkompletter Rechtsschenkelblock) beruht auf einer geringgradigen Erregungsausbreitungsstörung im rechten Ventrikel und ist meist ohne pathologische Bedeutung. Gelegentlich ist sie Hinweis für eine Volumen- oder Druckbelastung der rechten Kammer. Sonstige Ursachen können Koronarinsuffizienz, Vorderwandinfarkt sowie Thoraxdeformitäten (z.B. Trichterbrust) sein.

Das EKG stammt von einem 59-jährigen Mann mit seropositiver rheumatoider Arthritis. Anamnestisch findet sich kein Hinweis für ein Infarktereignis. Es könnte sich um einen sogenannten stummen Infarkt gehandelt haben. Es bestehen keine kardialen Beschwerden. Wegen der rheumatoiden Arthritis erhält der Patient eine Basistherapie mit einem Goldpräparat. Spezielle herzwirksame Medikamente werden nicht verabreicht.

I			
II			
III			

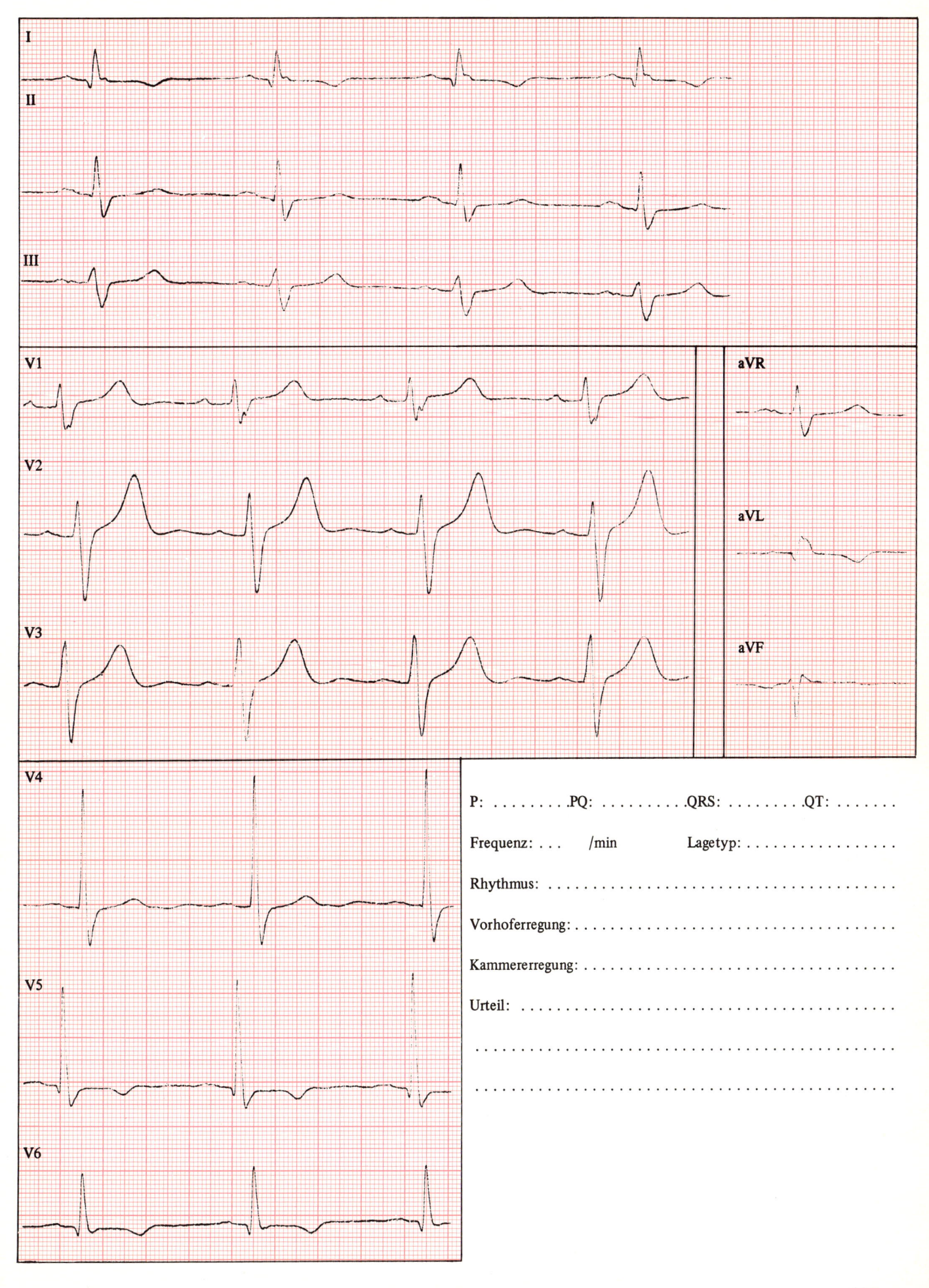

V1	aVR
V2	aVL
V3	aVF

V4
V5
V6

P: .... PQ: .... QRS: .... QT: ....

Frequenz: ... /min   Lagetyp: ....

Rhythmus: ....

Vorhoferregung: ....

Kammererregung: ....

Urteil: ....

....

....

127

EKG 60

P: 0,1 s   PQ: 0,16 s   QRS: 0,08 s   QT: 0,40 s
Frequenz: 63/min   Lagetyp: Linkstyp
Rhythmus: Sinusrhythmus
Vorhoferregung: P angedeutet biphasisch in Ableitung III und V1, zweigipflig von V2 bis V6.
Kammererregung: ST-Senkung in Ableitung I (0,15 mV), aVL, V5 und V6; negative T-Wellen in I, aVL, V5 und V6; Links-Sokolow-Index von 4,0 mV.
Urteil: Linkshypertrophie mit Linksschädigung.

Anmerkung: Die horizontalen ST-Senkungen in den linkspräkardialen Ableitungen lassen an eine Koronarinsuffizienz denken. Die T-Wellen in I, aVL, V5 und V6 sind terminal negativ. Bei der fehlenden Alteration des QRS-Komplexes könnten sie Ausdruck eines nicht transmuralen Infarktes, z.B. eines Anterolateralinfarktes sein. Die Vorhofveränderungen wären mit einer Koronarinsuffizienz vereinbar.

Das EKG stammt von einem 47-jährigen Mann, der über gelegentliche belastungsabhängige Stenokardien klagt. Im Langzeit-EKG fiel eine intermittierende absolute Arrhythmie auf. Eine Koronarangiografie erbrachte ausgeprägte Wandunregelmäßigkeiten nahezu aller Koronargefäßabschnitte, allerdings ohne höhergradige Stenosen. Das Herz ist röntgenologisch deutlich vergrößert. Echokardiografisch liegt eine konzentrische Hypertrophie des linken Ventrikels vor. Der Patient leidet seit Jahren an einem Bluthochdruck. Die Blutdruckwerte sind bei schlechter Compliance des Patienten schlecht eingestellt (180/110 mmHg). Der Patient ist digitalisiert (0,2 mg ß-Methyl-Digoxin). Zusätzlich wurde Dihydralazin und ein Kombinationsdiuretikum verabreicht.

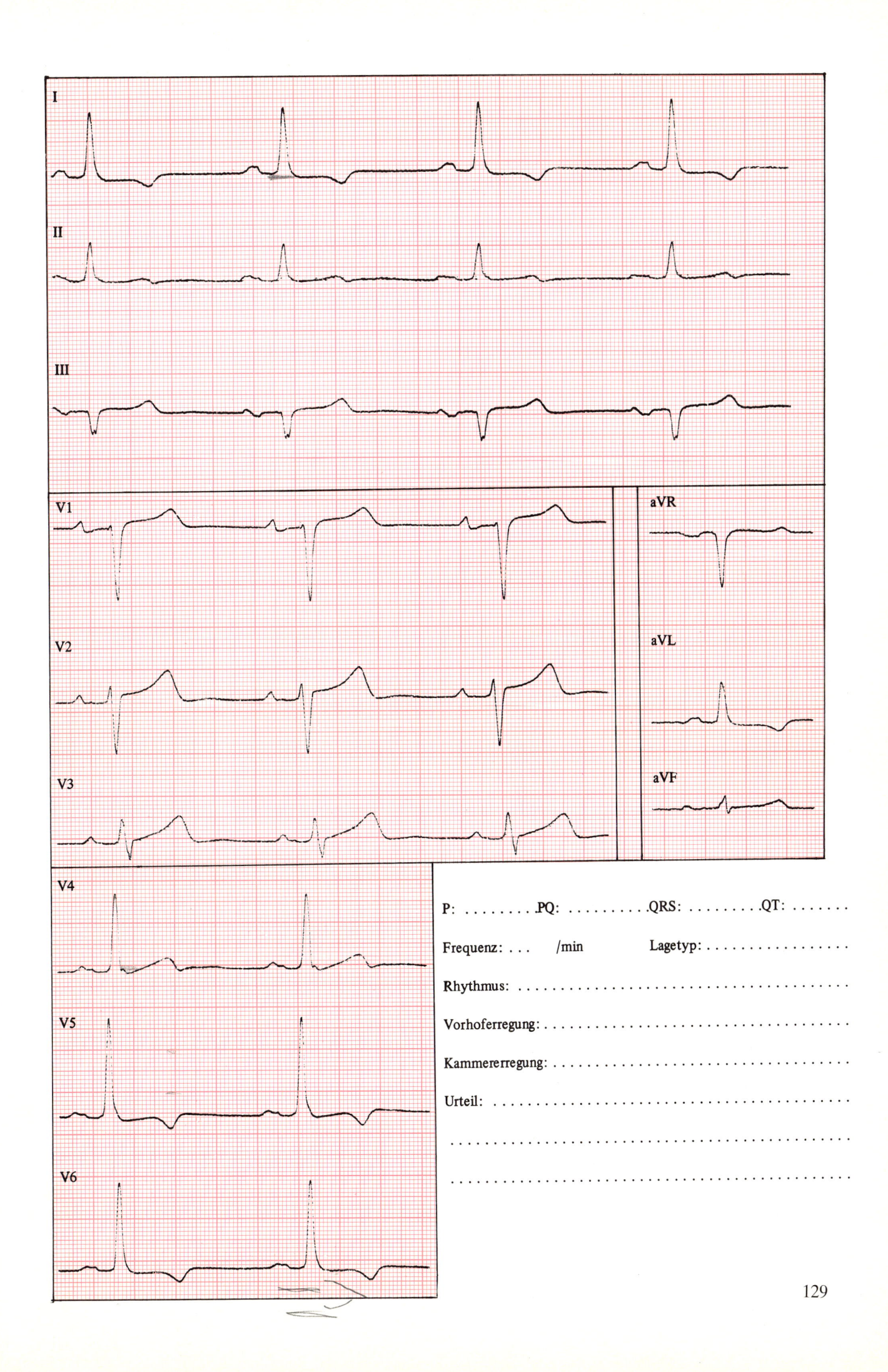

P:	PQ:	QRS:	QT:	
Frequenz: /min		Lagetyp:		
Rhythmus:				
Vorhoferregung:				
Kammererregung:				
Urteil:				

EKG 61

P: --- PQ: --- QRS: 0,10 s QT: 0,39 s
Frequenz: 56/min Lagetyp: Indifferenztyp
Rhythmus: Bradyarrhythmia absoluta
Vorhoferregung: Flimmern
Kammererregung: Präterminal negative T-Wellen in II, III und aVF; ST-Senkung in II (0,1 mV), III, aVF, V5 und V6 (0,15 mV).
Urteil: Bradyarrhythmia absoluta bei Vorhofflimmern; Erregungsrückbildungsstörungen vom Innenschichttyp linkspräkardial.

Anmerkung: Vergleiche EKG 18.

Das EKG stammt von einem 58-jährigen Mann. Auskultatorisch und echokardiografisch besteht Verdacht auf Mitralinsuffizienz. Echokardiografisch sind linker Vorhof und linker Ventrikel vergrößert. Zur weiteren Abklärung ist eine Herzkatheteruntersuchung vorgesehen. Der Patient ist digitalisiert (Digoxin 0,25 mg/Tag). Wegen der Rhythmusstörung wird er zusätzlich mit Propafenon behandelt.

| I | II | III | V1 | V2 | V3 | aVR | aVL | aVF | V4 | V5 | V6 |

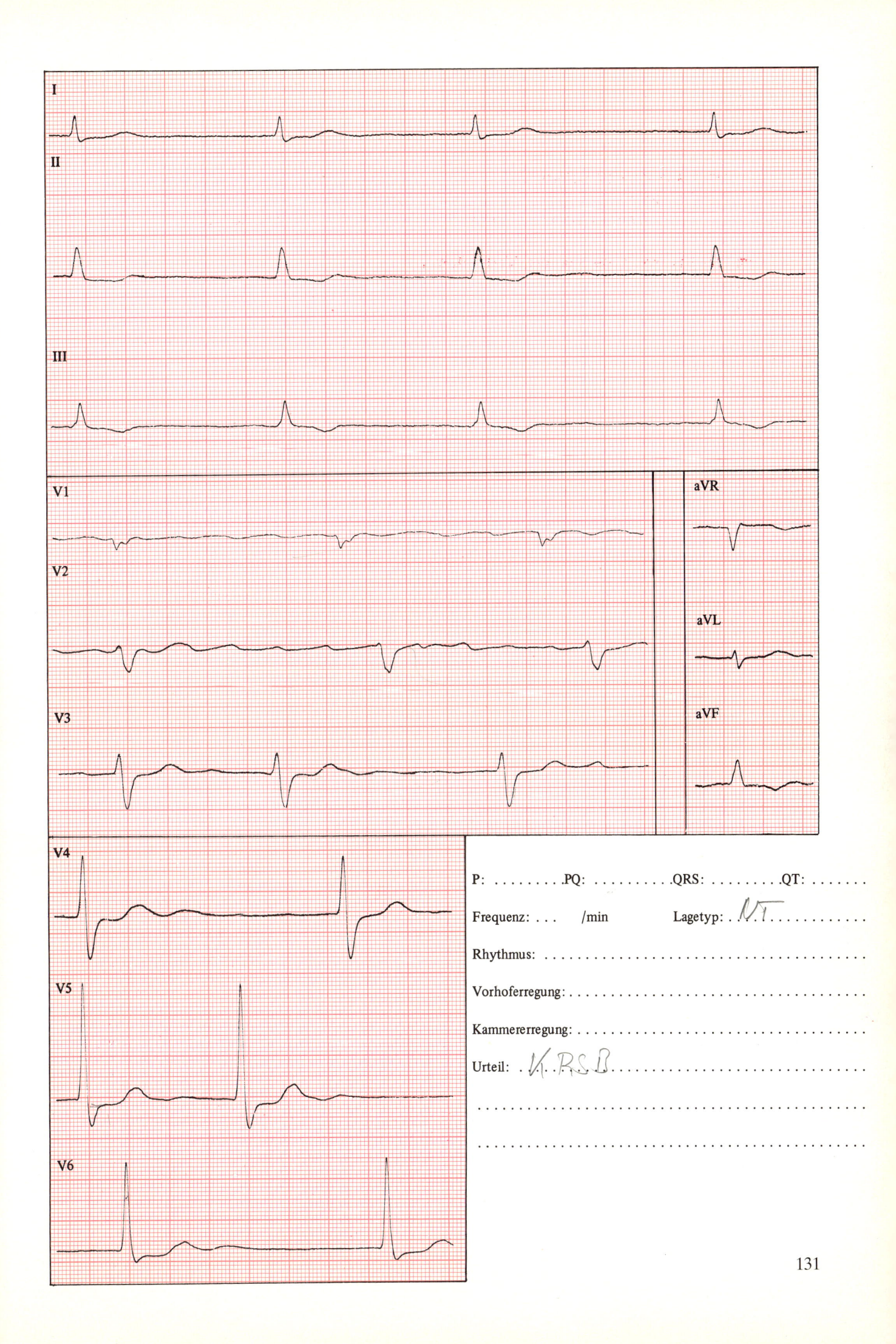

P: .... PQ: .... QRS: .... QT: ....

Frequenz: ... /min   Lagetyp: NT

Rhythmus: ....

Vorhoferregung: ....

Kammererregung: ....

Urteil: V. RSB

EKG 62

P: 0,12 s   PQ: 0,18 s   QRS: 0,09 s   QT: 0,36 s
Frequenz: 90-94/min   Lagetyp: Steiltyp
Rhythmus: Sinusrhythmus
Vorhoferregung: Hohe P-Wellen in Ableitung II, III und aVF (in II über 3 mm). Biphasisches P in V2.
Kammererregung: Links-Sokolow-Index von 4,8 mV; wechselnd negative T-Wellen in V5, V6; flache bzw. negative T-Wellen in II und III; ventrikuläre Extrasystolen.
Urteil: Linkshypertrophie; P-dextroatriale; ventrikuläre Extrasystolie.

Anmerkung: Eine Hypertrophie der Ventrikel läßt sich anhand des Sokolow-Lyon-Index abschätzen.
Positiver Links-Sokolow-Index: Amplitude von S in V1 und von R in V5 zusammen > 3,5 mV.
Positiver Rechts-Sokolow-Index: Amplitude von R in V1 und S in V5 zusammen > 1,05 mV.
Das vorliegende EKG zeigt eine ausgeprägte Linkshypertrophie. Die relativ spitzen und hohen P-Wellen in Ableitung II und III im Sinne eines P-dextroatriale sprechen für eine Hypertrophie des rechten Vorhofs. Nach der American Heart Association liegt dann ein P-dextroatriale vor, wenn die größte P-Welle in den Extremitätenableitungen mindestens 3 mm hoch ist, bzw. in den Brustwandableitungen mindestens 2,2 mm beträgt. Neben einer echten Überlastung des rechten Vorhofs gehören zur Differentialdiagnose des spitzen, hohen Ps auch Tachykardie, Arbeits- und Stehbelastung, Coma diabeticum und Hypoglykämie. Außerdem kann es beim Astheniker mit tiefstehendem Zwerchfell zu ähnlichen P-Veränderungen kommen.

Das EKG stammt von einem 28-jährigen Mann, der wegen einer globalen Herzinsuffizienz in stationäre Behandlung kam. Echokardiografisch konnte eine erhebliche linksventrikuläre Dilatation und Einschränkung der Pumpfunktion festgestellt werden. Bei positiver Alkoholanamnese (6 bis 10 Flaschen Bier pro Tag) wurde die Diagnose einer alkoholtoxisch bedingten Kardiomyopathie gestellt. Nach Angaben des Patienten bestehen bereits seit 2 Jahren Rhythmusstörungen und Belastungsdyspnoe. Die hohen P-Wellen sind möglicherweise auf die globale Insuffizienz zurückzuführen.

I			aVR	
II			aVL	
III			aVF	

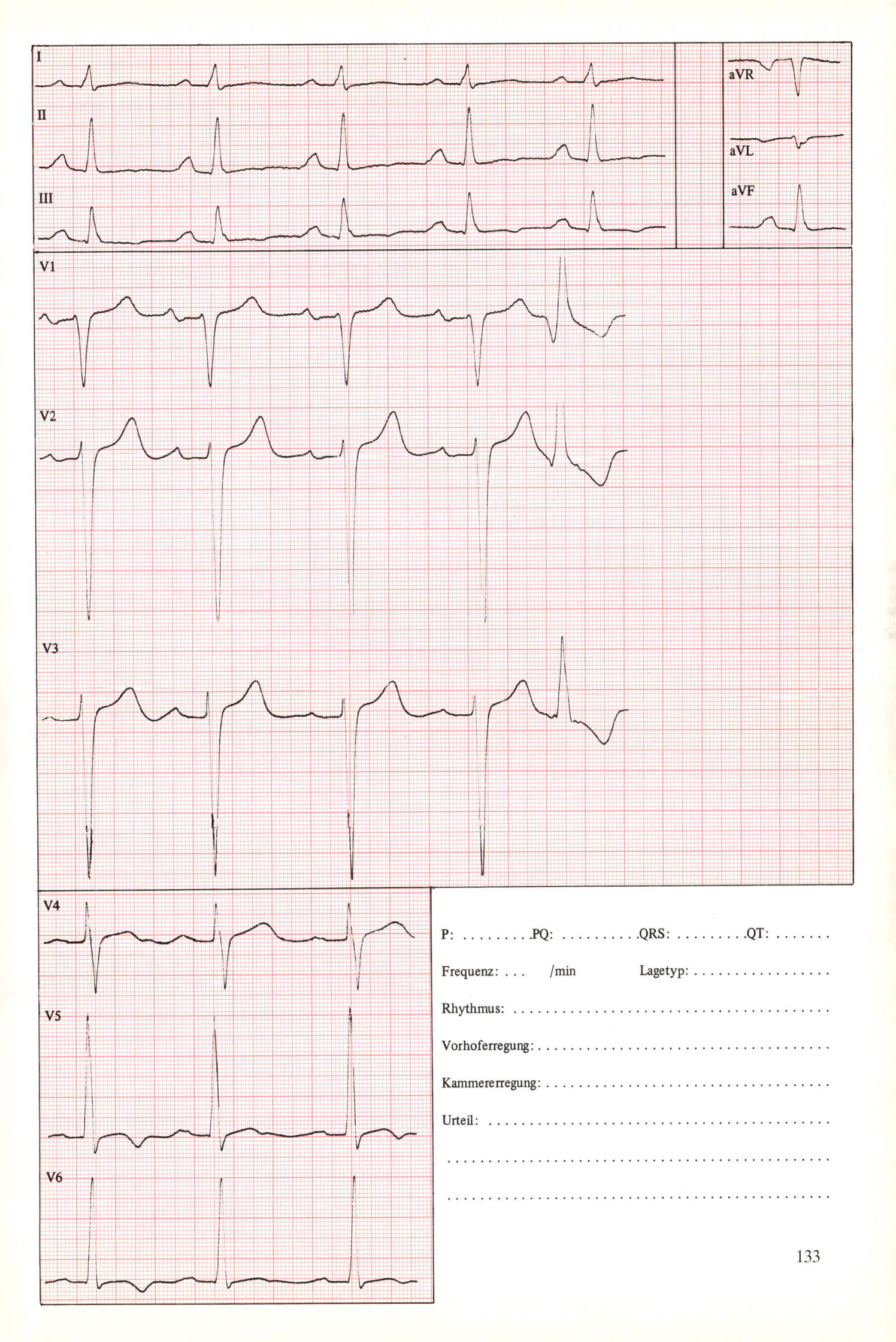

V1

V2

V3

V4

V5

V6

P: ....PQ: ....QRS: ....QT: ....

Frequenz: ... /min   Lagetyp: ....

Rhythmus: ....

Vorhoferregung: ....

Kammererregung: ....

Urteil: ....

....

....

133

EKG 63

P: 0,09 s   PQ: 0,14 s   QRS: 0,09 s   QT: 0,38 s
Frequenz: 70-98/min   Lagetyp: Indifferenz- bis Linkstyp
Rhythmus: Sinusrhythmus, supraventrikuläre Extrasystolie, z.T. als Bigeminus.
Vorhoferregung: Supraventrikuläre Extrasystolie, sonst unauffällig.
Kammererregung: Wechselnde Form der QRS-Komplexe mit verschiedenen Knotungen und Kerbungen; wechselnde Amplituden von R-Zacken, S-Zacken und T-Wellen.
Urteil: Ausgeprägte supraventrikuläre Extrasystolie; polytoper Erregungsursprung; z.T. aberrierende Überleitung auf die Kammern.

Anmerkung: Eine eindeutige Diagnose kann aus dem vorliegenden kurzen Streifen kaum gestellt werden. Das EKG zeigt z. T. Sinusrhythmus mit supraventrikulären Extrasystolen als Bigeminus. in einigen Streifen fallen die Extrasystolen regellos ein. Die nachfolgenden P-Wellen erscheinen nicht zum erwarteten Zeitpunkt (wie dies normalerweise bei ventrikulären Extrasystolen der Fall ist). Die QRS-Komplexe sind wechselnd formverändert im Sinne einer aberrierenden Überleitung. Die wechselnden PQ-Zeiten sprechen für verschiedene Erregungsbildungszentren im Vorhofbereich.

Das EKG stammt von einem 26-jährigen Mann. Abgesehen von gelegentlichem Herzstolpern gibt der Patient keine Beschwerden an. Er ist körperlich voll belastbar und ist aktiver Sportler. Das Herz ist röntgenologisch normal groß und zeigt auch echokardiografisch keine Auffälligkeiten.

					aVR		

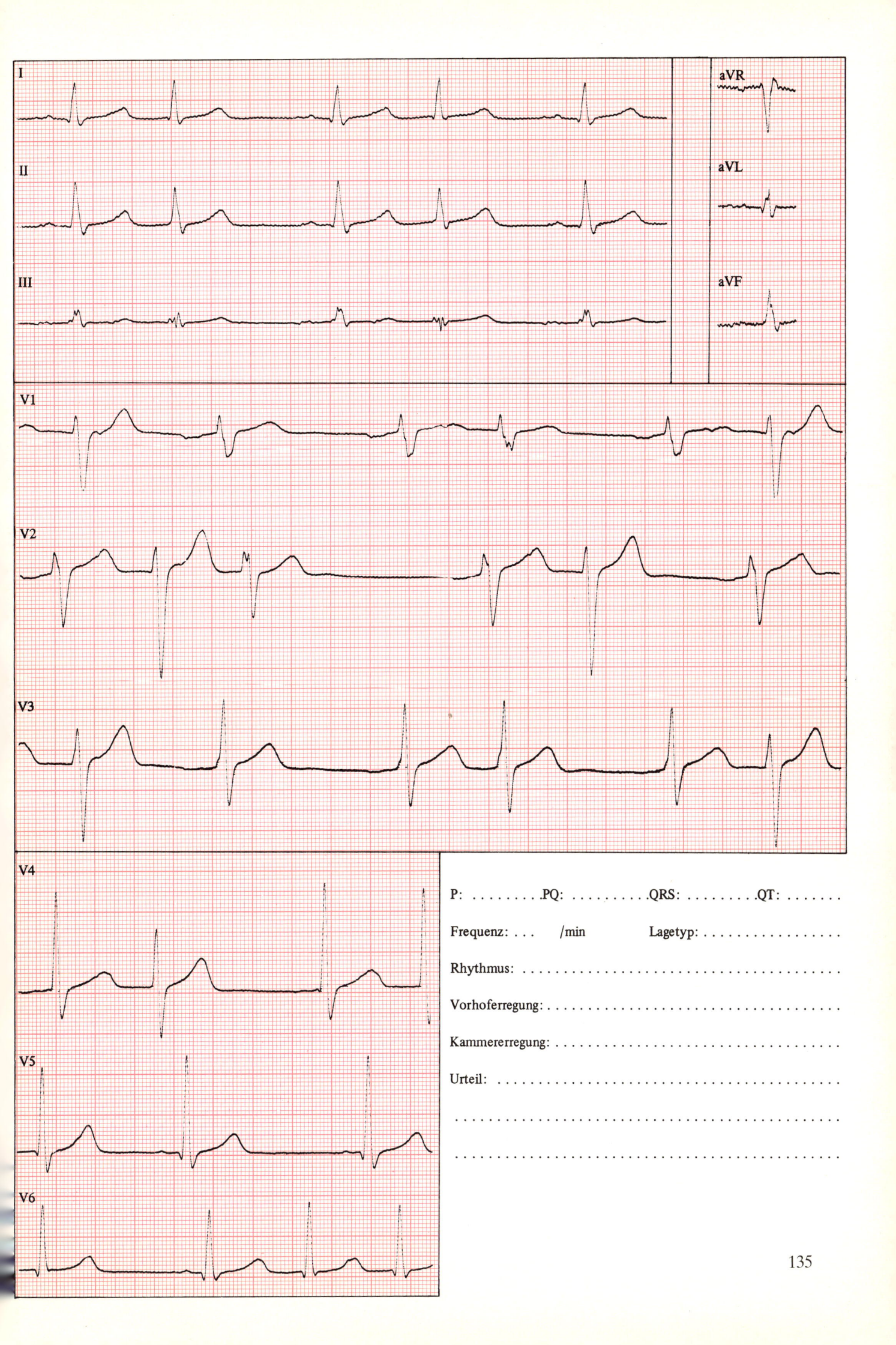

P: ....PQ: ....QRS: ....QT: ....

Frequenz: ...   /min   Lagetyp: ....

Rhythmus: ....

Vorhoferregung: ....

Kammererregung: ....

Urteil: ....

....

....

135

EKG 64

P: 0,08 s PQ: 0,10 s QRS: 0,12 s QT: 0,46 s
Frequenz: 56/min Lagetyp: Indifferenztyp
Rhythmus: Sinusrhythmus
Vorhoferregung: Unauffällig, verkürzte Überleitungszeit.
Kammererregung: δ-Welle in praktisch allen Ableitungen, positive δ-Welle in V1.
Urteil: Wolff-Parkinson-White-Syndrom Typ A.

Anmerkung: Vergleiche auch EKG 22 und 49. Das WPW-Syndrom zeichnet sich durch eine Verkürzung der PQ-Zeit und eine antesystoliebedingte δ-Welle zu Beginn des QRS-Komplexes aus. Negative δ-Wellen in Ableitung II, III und aVF können ein pathologisches Q vortäuschen und zur Fehldiagnose eines Hinterwandinfarktes führen!

Das EKG stammt von einem 22-jährigen Mann mit Vorhofseptumdefekt vom Sekundumtyp.

I				

| II | | | | |

| III | | | | |

| V1 | | | aVR | |

| V2 | | | aVL | |

| V3 | | | aVF | |

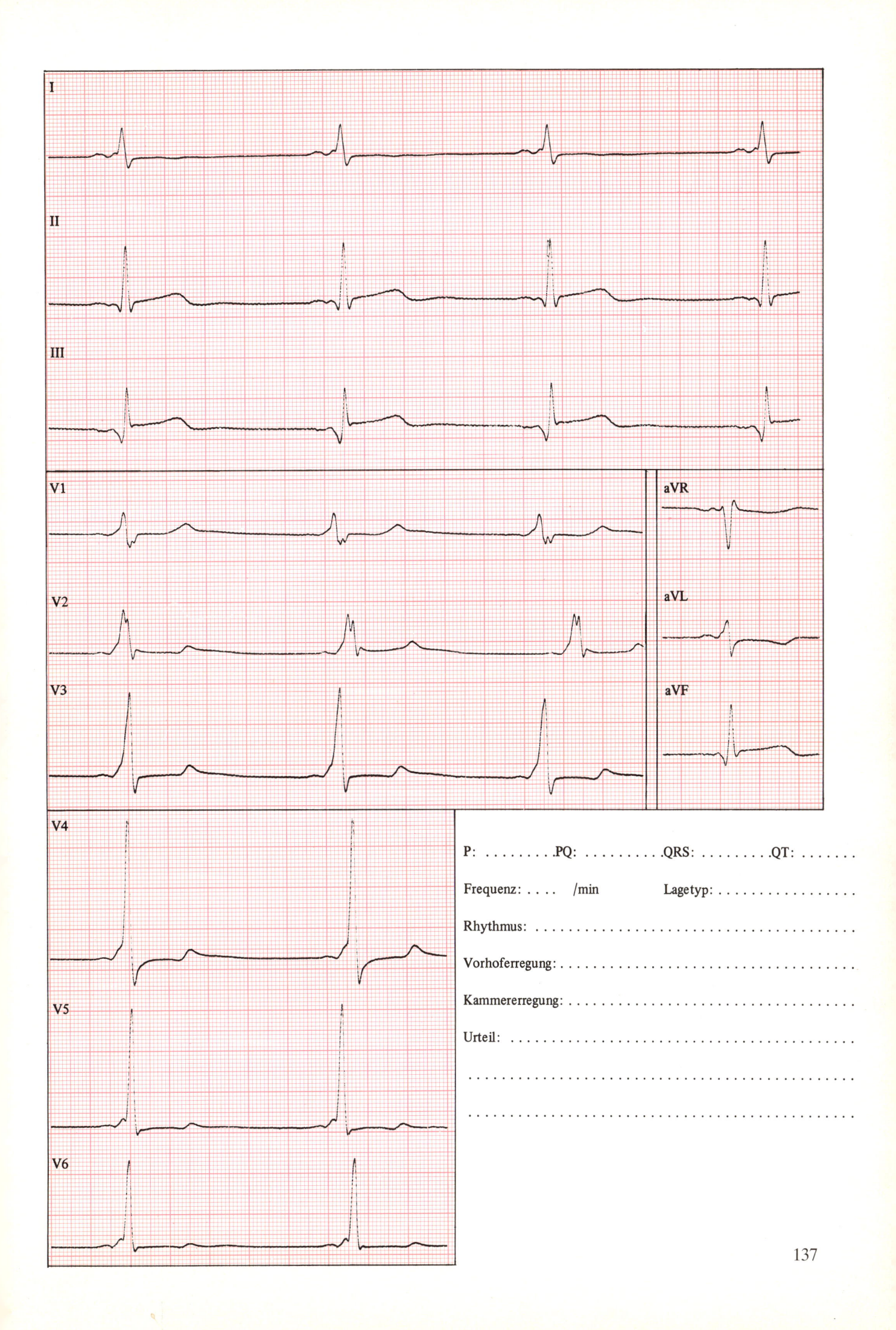

V4		

| V5 | | |

| V6 | | |

P: .... PQ: .... QRS: .... QT: ....

Frequenz: .... /min   Lagetyp: ....

Rhythmus: ....

Vorhoferregung: ....

Kammererregung: ....

Urteil: ....

....

....

137

EKG 65

P: 0,1 s PQ: 0,19 s QRS: 0,08 s QT: 0,42 s
Frequenz: 68/min Lagetyp: Linkstyp
Rhythmus: Sinusrhythmus
Vorhoferregung: unauffällig
Kammererregung: Deutliche Q-Zacken und terminal negative T-Wellen in Ableitung II, III und aVF.
Urteil: Alter inferiorer Infarkt.

Anmerkung: Die Infarktdiagnose wird aus den Q-Zacken und den negativen T-Wellen in den Ableitungen II, III und aVF gestellt. Vergleiche auch EKG 51.

Das EKG stammt von einem 40-jährigen Mann. Der Infarkt liegt 8 Monate zurück. Unter konservativer Behandlung mit Nifedipin, Isosorbitdinitrat und Betablocker ist der Patient beschwerdefrei. Ein anamnestisch bekannter Bluthochdruck ist gut eingestellt.

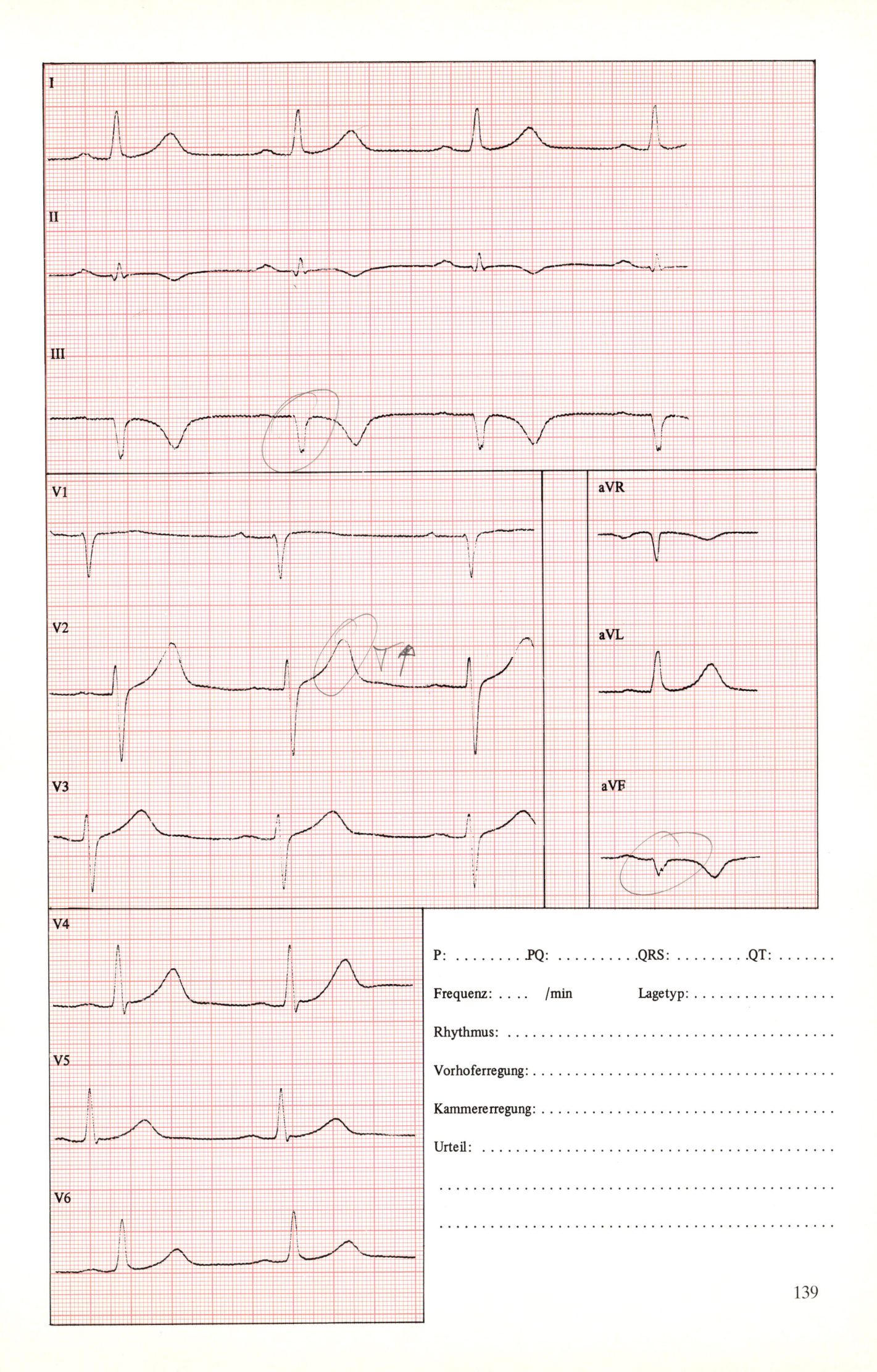

P:	PQ:	QRS:	QT:	
Frequenz: /min		Lagetyp:		
Rhythmus:				
Vorhoferregung:				
Kammererregung:				
Urteil:				

EKG 66

P: 0,1 s   PQ: ---   QRS: ---   QT: ---
Frequenz: 83/min   Lagetyp: ---
Rhythmus: Schrittmacherrhythmus
Vorhoferregung: unauffällig
Kammererregung: Schrittmacherimpulse mit nachfolgenden schrittmacherinduzierten Kammerkomplexen; jeder Schrittmacherimpuls wird beantwortet.
Urteil: Schrittmacher-EKG bei sequentiellem Schrittmacher. P-synchrone Schrittmacheraktionen; regelrechte Schrittmacherfunktion.

Anmerkung: Sogenannte sequentielle Schrittmacher arbeiten mit zwei Elektroden, wobei eine Elektrode im Vorhof, die zweite im Ventrikel liegt. Im vorliegenden Fall wird über die Vorhofelektrode die Vorhoferregung rezipiert und mit einem Intervall der üblichen AV-Überleitung über die zweite Elektrode im Ventrikel ein Impuls abgegeben. Dadurch wird eine Ventrikelaktion ausgelöst. Vergleiche Anhang: Schrittmachertypen.

Das EKG stammt von einer 22-jährigen Frau mit angeborenem AV-Block III. Grades und ventrikulärem Ersatzrhythmus. Bis zum 20. Lebensjahr war die Patientin praktisch beschwerdefrei. In den letzten beiden Jahren traten 2 Synkopen auf und die Patientin klagte häufig über Schwindel. Dies führte letztlich zur Implantation des Schrittmachers.

I				
II				
III				
V1			aVR	
V2			aVL	
V3			aVF	
V4				
V5				
V6				

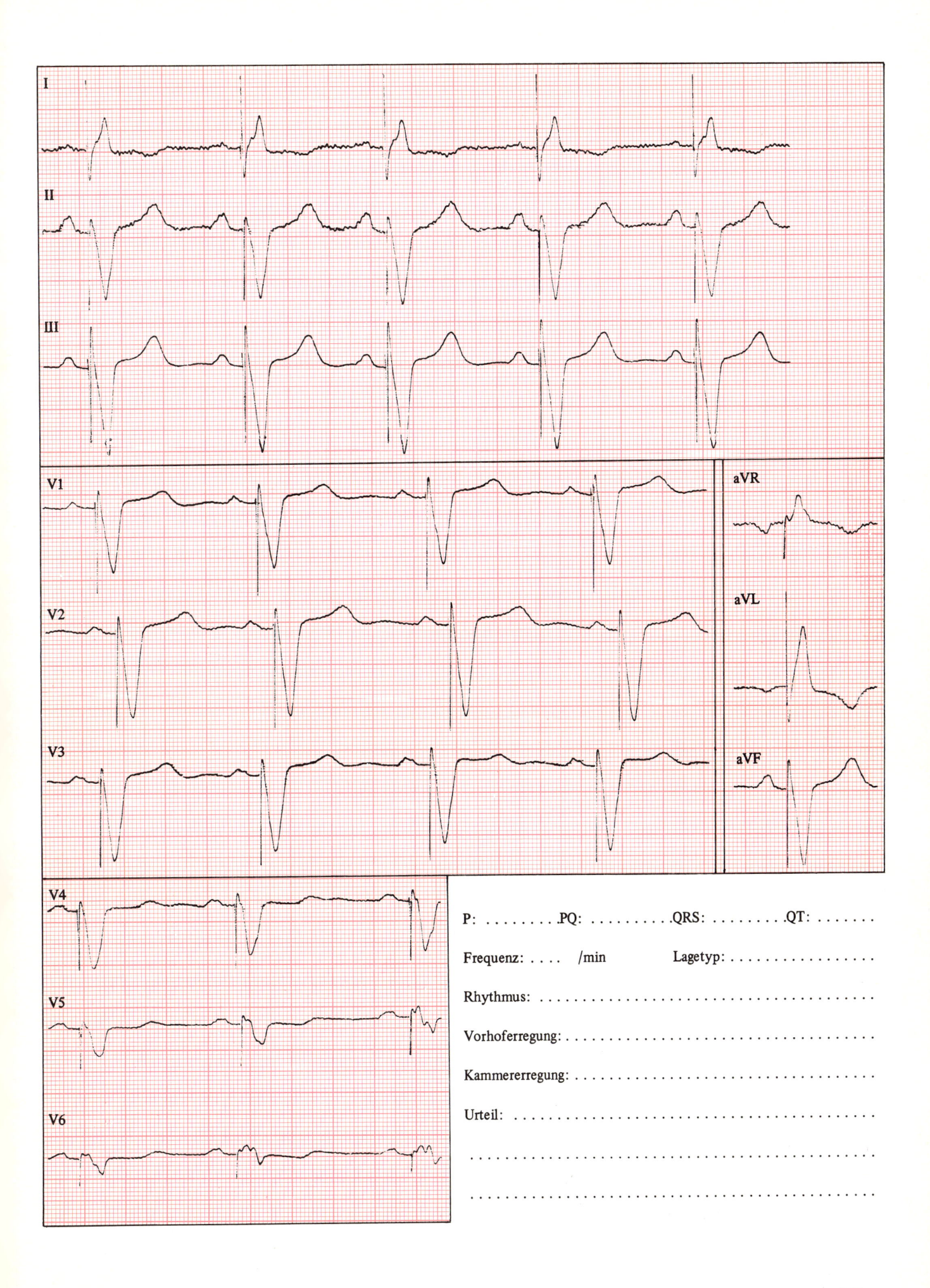

P: ....PQ: ....QRS: ....QT: ....

Frequenz: .... /min   Lagetyp: ....

Rhythmus: ....

Vorhoferregung: ....

Kammererregung: ....

Urteil: ....

....

....

EKG 67

P: 0,08 s PQ: 0,15 s QRS: 0,08 s QT: 0,37 s
Frequenz: 72/min Lagetyp: Steiltyp
Rhythmus: Sinusrhythmus
Vorhoferregung: unauffällig
Kammererregung: unauffällig
Urteil: Unauffälliger Kurvenverlauf

Anmerkung: Das EKG stammt von einer 27-jährigen Frau, bei der echokardiografisch ein Mitralklappenprolaps-Syndrom nachgewiesen wurde. Die Patientin ist beschwerdefrei, das EKG unauffällig. Bei Patienten mit Mitralklappenprolaps sieht man relativ häufig ST-T-Veränderungen und verschiedene Rhythmusstörungen, ohne daß daraus jedoch spezifische Merkmale hergeleitet werden können. Meist zeigen sich Endstreckenveränderungen in den Ableitungen II, III, aVF und V4 bis V6 in Form einer T-Inversion mit oder ohne Senkung der ST-Strecke. Veränderungen der T-Welle findet man in bis zu 40% der Fälle mit Mitralklappenprolaps. Beim Mitralklappenprolaps oder dem sogenannten Morbus Barlow kommt auch das WPW-Syndrom häufiger vor als beim Herzgesunden.

I				

P: . . . . .PQ: . . . . .QRS: . . . . .QT: . . . .

Frequenz: . . . . /min   Lagetyp: . . . .

Rhythmus: . . . .

Vorhoferregung: . . . .

Kammererregung: . . . .

Urteil: . . . .

. . . .

. . . .

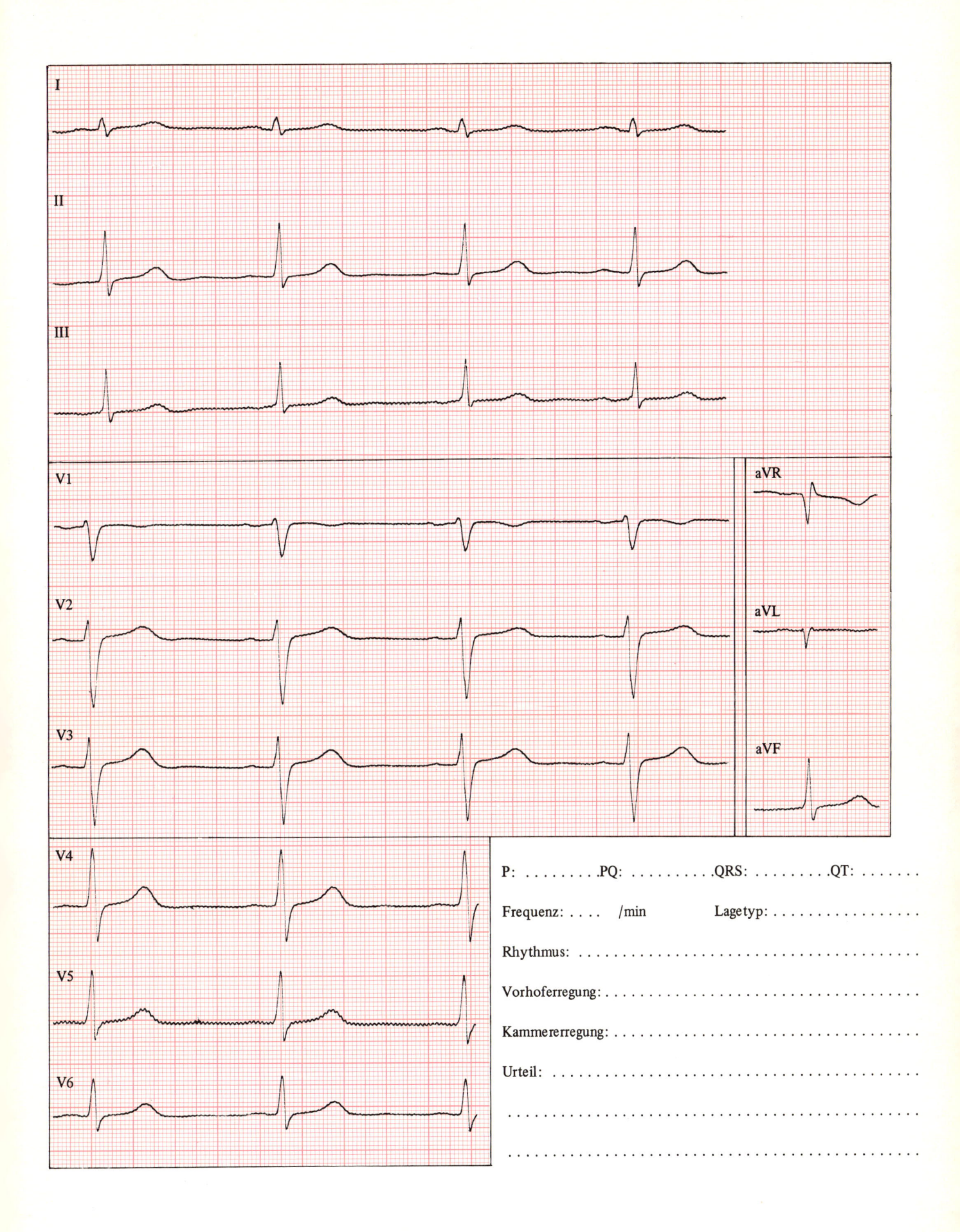

EKG 68

P: 0,12 s   PQ: 0,18 s   QRS: 0,11 s   QT: 0,34 s
Frequenz: 70/min   Lagetyp: Linkstyp
Rhythmus: Sinusrhythmus
Vorhoferregung: unauffällig
Kammererregung: Aufzeichnung einer supraventrikulären Extrasystole mit verzögerter AV-Überleitung; muldenförmige ST-Senkungen und präterminal negative T-Wellen in Ableitung I, II, III und V4 bis V6.
Urteil: Unspezifische, z.B. digitalisbedingte Endstreckenveränderungen (Innenschichttyp); vereinzelte supraventrikuläre Extrasystolen.

Anmerkung: Muldenförmige ST-Senkung, diskrete Verlängerung der PQ-Zeit (nicht über 0,20 s), QT-Verkürzung, Abflachung der T-Wellen linkspräkardial und präterminal negative T-Wellen sind häufige Glykosideffekte, die sich auch unter therapeutischer Dosierung oft nachweisen lassen. Demgegenüber gelten als Zeichen einer Überdosierung bzw. Intoxikation: Vorhoftachykardie mit AV-Block, kompletter AV-Block, AV-Block II. Grades, Kammerbigeminus, salvenartige Extrasystolen, Kammertachykardie oder Kammerflimmern.

Das EKG stammt von einer 85-jährigen Frau, die bei bekannter Herzinsuffizienz mit ß-Methyldigoxin 0,3 mg/Tag behandelt wird. Der Digitalisspiegel war zum Zeitpunkt der EKG-Aufzeichnung grenzgradig erhöht. Bei der Patientin liegt gleichzeitig eine kompensierte Niereninsuffizienz bei insulinpflichtigem Diabetes mellitus vor.

I					

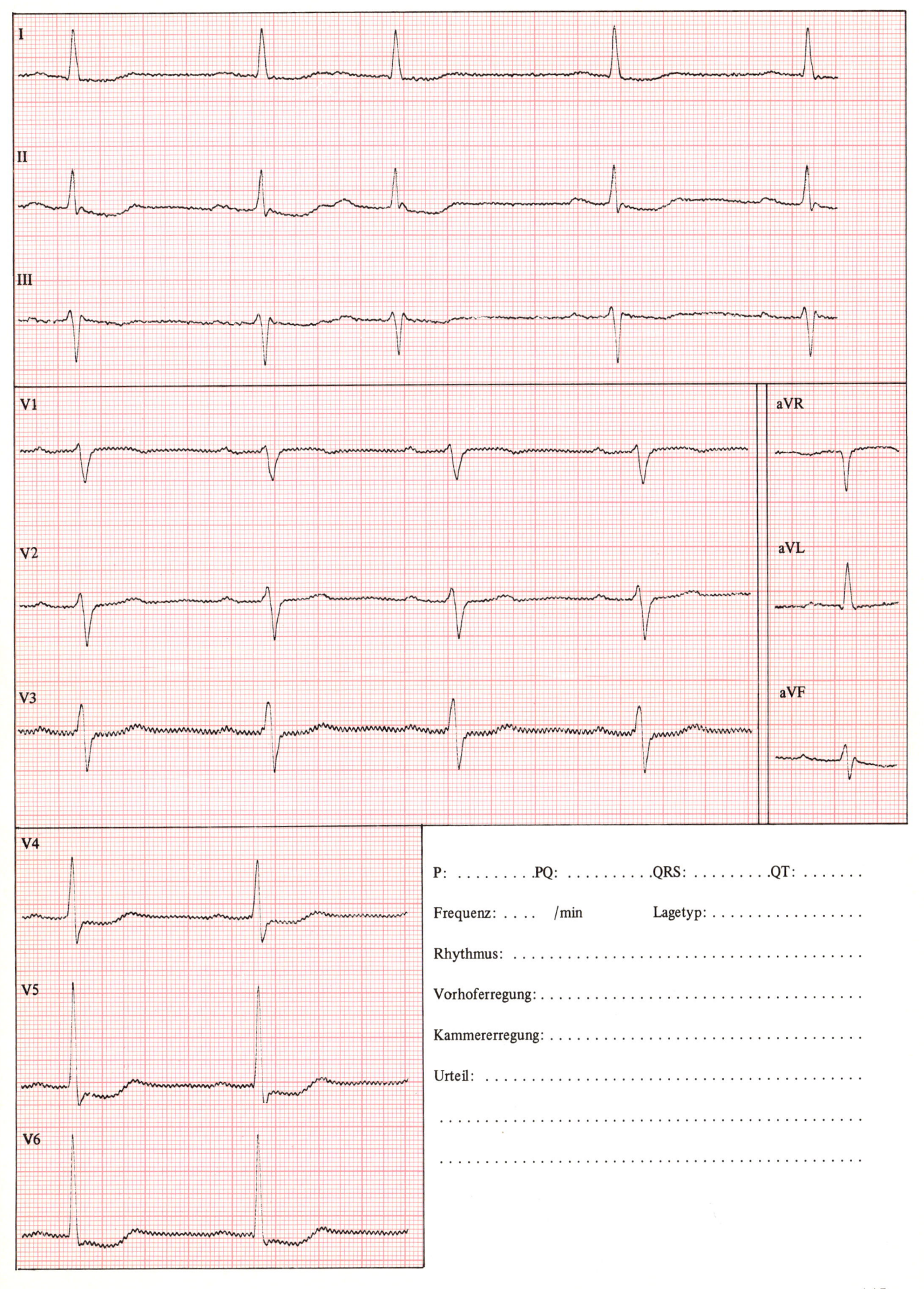

P: ....PQ: ....QRS: ....QT: ....

Frequenz: .... /min   Lagetyp: ....

Rhythmus: ....

Vorhoferregung: ....

Kammererregung: ....

Urteil: ....

....

....

145

EKG 69

P: 0,1 s   PQ: 0,17 s   QRS: 0,09 s   QT: 0,39 s
Frequenz: 62/min   Lagetyp: Linkstyp
Rhythmus: Sinusrhythmus
Vorhoferregung: unauffällig
Kammererregung: ST-Hebung von 0,2 mV in Ableitung V2 und V3; negative T-Wellen von V2 bis V6; abgeflachte T-Wellen in den Extremitätenableitungen.
Urteil: Verdacht auf nicht transmuralen (rudimentären) Vorderwandinfarkt.

Anmerkung: Beim rudimentären Vorderwandinfarkt lassen sich keine infarkttypischen Veränderungen der QRS-Komplexe nachweisen. Meist ist das Extremitäten-EKG unauffällig oder nur diskret alteriert (T-Abflachung, leicht negative T-Wellen in I und aVL, geringgradige ST-Hebungen). Die typischen Veränderungen bestehen in negativen (meist spitz-negativen) T-Wellen in den Brustwandableitungen V2 bis V4, gelegentlich bis V5. Diese T-Wellenveränderungen sind in der Regel reversibel. Zu beachten ist, daß sich hinter einem rudimentären Vorderwandinfarkt häufig eine kritische Stenose des Ramus descendens anterior der linken Koronararterie verbirgt. Ein nicht transmuraler Vorderwandinfarkt kann daher Vorläufer eines schweren transmuralen Vorderwandinfarktes sein.
Ähnliche EKG-Veränderungen können auch beim akuten Cor pulmonale, bei traumatischer Herzschädigung, umschriebener Myokarditis und nach Radiatio der linken Thoraxhälfte beobachtet werden!

Das EKG stammt von einer 70-jährigen Frau. Die Patientin wird wegen eines schweren essentiellen Hypertonus antihypertensiv behandelt. Am Tag vor der EKG-Aufzeichnung traten nicht genau lokalisierbare linksthorakale Beschwerden auf. CK und GOT waren leicht erhöht und bei Kontrollen in den Folgetagen rückläufig. Dies spricht für einen Infarkt.

I				
II				
III				

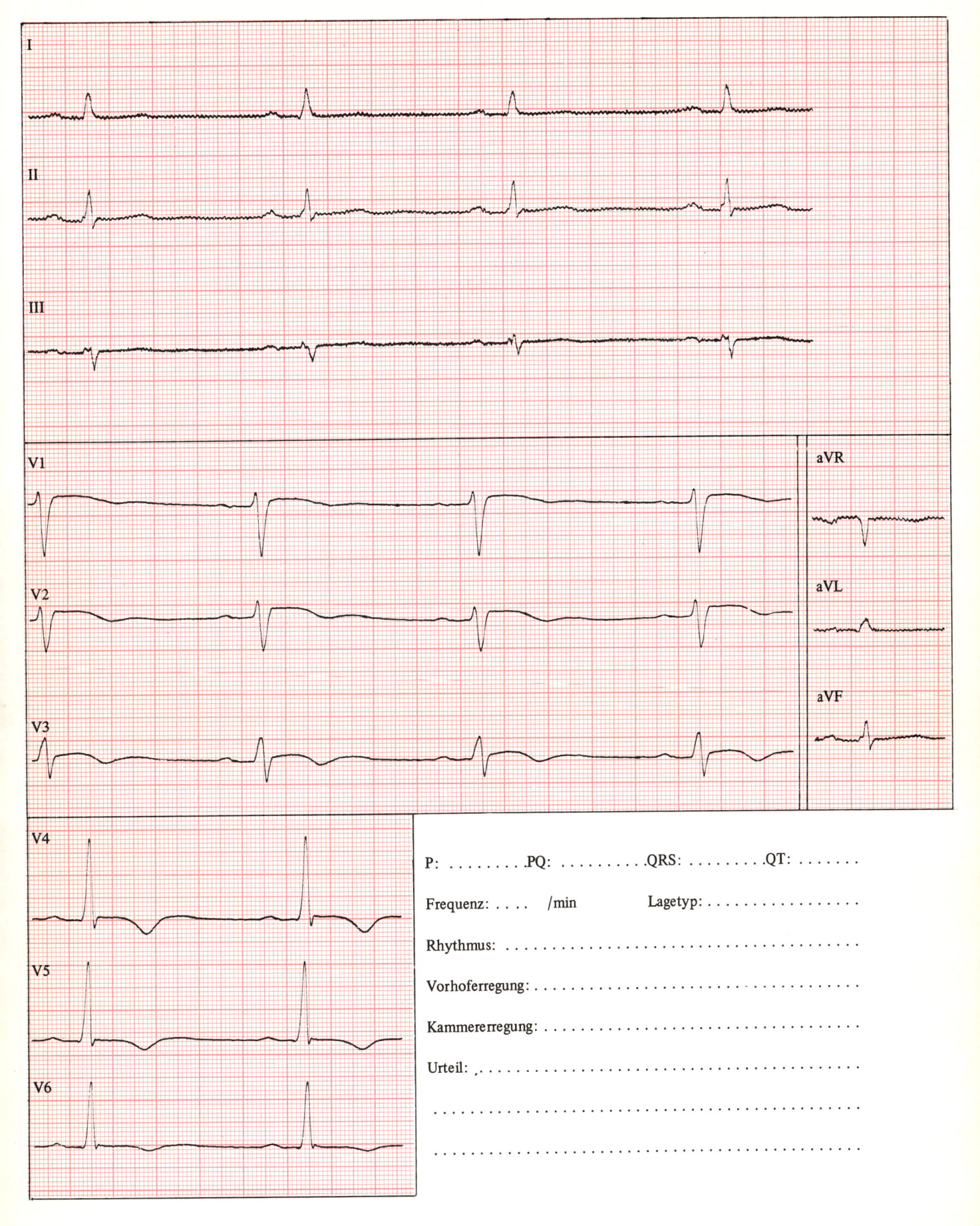

V1	aVR
V2	aVL
V3	aVF

V4
V5
V6

P: .... PQ: .... QRS: .... QT: ....

Frequenz: .... /min   Lagetyp: ....

Rhythmus: ....

Vorhoferregung: ....

Kammererregung: ....

Urteil: ....

....

....

147

EKG 70

P: 0,08 s   PQ: 0,17 s   QRS: 0,13 s   QT: 0,32 s
Frequenz: 107/min   Lagetyp: Steiltyp
Rhythmus: Sinusrhythmus
Vorhoferregung: Vereinzelte supraventrikuläre Extrasystolen; z. T. wechselnde PQ-Zeit.
Kammererregung: In Ableitung V5 und V6 wechselnd M-förmig deformierte QRS-Komplexe mit Verspätung des OUP auf 0,1 s, Verbreiterung dieser QRS-Komplexe mit diskordanten Endstrecken. Auch den deformierten QRS-Komplexen gehen P-Wellen mit meist normaler PQ-Überleitungszeit voran. Bei Betrachtung der normalen QRS-Komplexe fällt in Ableitung V1 bis V4 eine verzögerte R-Progression auf. Es zeigen sich tiefe, plumpe, QS-Zacken.
Urteil: Verdacht auf alten anteroseptalen Infarkt mit intermittierendem Linksschenkelblock; vereinzelte supraventrikuläre Extrasystolen; Tachykardie.

Anmerkung: Zum anteroseptalen Vorderwandinfarkt vergleiche EKG 33. Bei einem intermittierenden Linksschenkelblock kann ein Infarkt nur in den EKG-Komplexen mit normaler intraventrikulärer Erregungsleitung erkannt werden. Den kompletten Linksschenkelblock selbst erkennt man an dem verbreiterten und M-förmig deformierten QRS-Komplex in V5 und V6, wobei der OUP auf über 0,055 s verspätet ist.

Das EKG stammt von einem 85-jährigen Mann. Seit Jahren ist bei ihm eine Koronarsklerose bekannt. Auch weist der Patient auf ein 5 Jahre zurückliegende Infarktereignis hin. Wesentliche kardiale Beschwerden werden nicht angegeben. Die Vorstellung erfolgte wegen ausgeprägter Gelenkbeschwerden bei arthrotischen Veränderungen. Der Patient ist zum Zeitpunkt der EKG-Aufzeichnung digitalisiert (0,2 mg ß-Acetyldigoxin) und wird außerdem mit Nifedipin und Nitratpflaster behandelt.

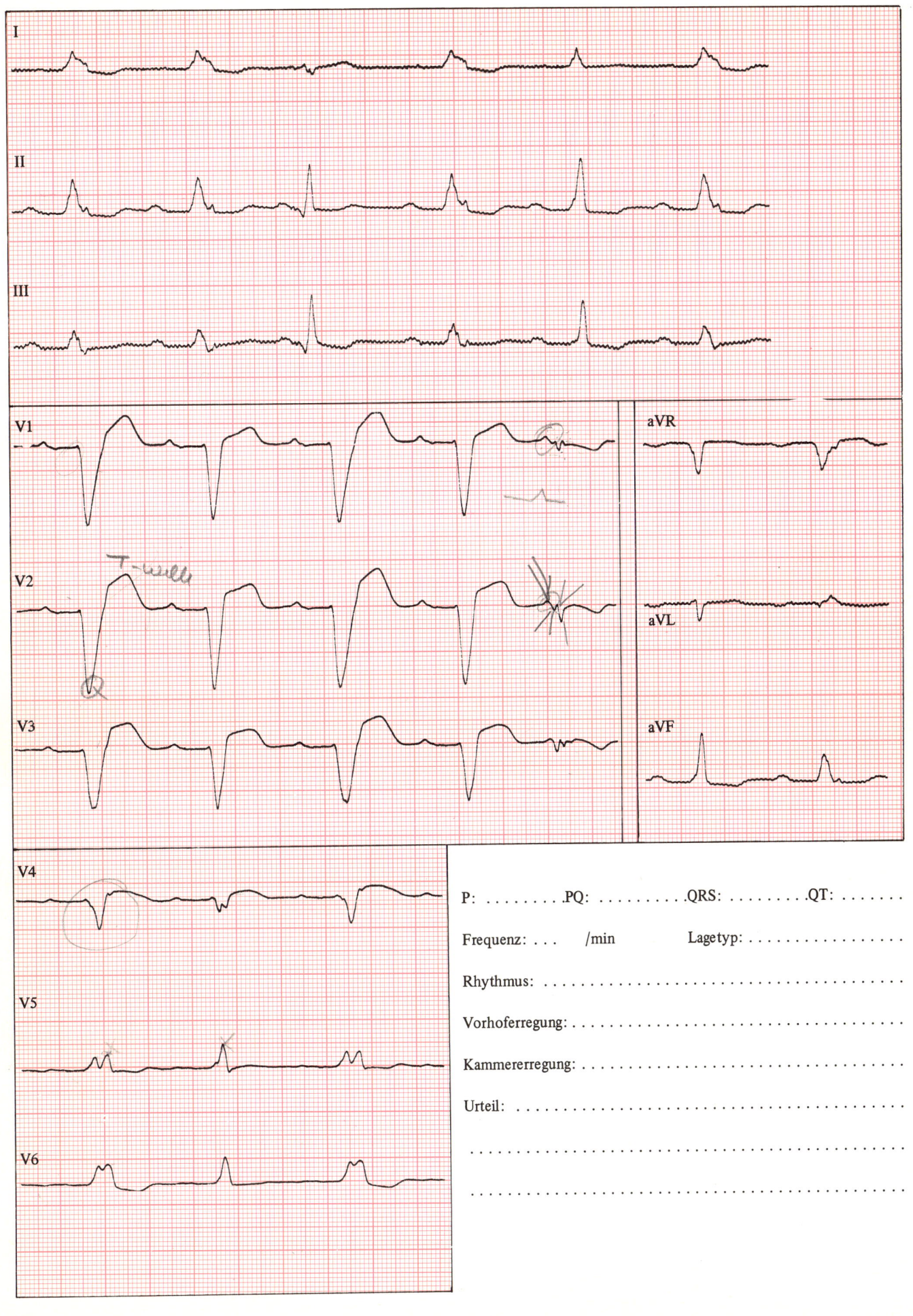

P:	PQ:	QRS:	QT:	
Frequenz: /min		Lagetyp:		
Rhythmus:				
Vorhoferregung:				
Kammererregung:				
Urteil:				

149

Anhang

ASD	Vorhofseptumdefekt
AV-Block	atrioventrikulärer Block
AV-Block I.°	Verlängerung des PQ-Intervalls auf mehr als 0,2 s
AV-Block II.°	Die Erregungswelle kann vereinzelt oder periodisch den AV-Knoten oder das His-Bündel nicht passieren.
AV-Block III.°	Totaler AV-Block. Vorhofkontraktionen laufen normal ab, es erfolgt jedoch keine Überleitung der Erregung auf die Ventrikel.
Bigeminus	Auf jede normale Herzaktion folgt regelmäßig eine Extrasystole.
Bradykardie	Herzfrequenz beträgt weniger als 60 Schläge pro Minute.
Defibrillation	Über Elektroden, die auf die Brustwand aufgelegt werden, wird ein elektrischer Stromstoß abgegeben, der zu einer Gleichschaltung der Herzmuskelzellen führt (das Myokard wird gleichzeitig refraktär), so daß der Sinusknoten Zeit findet, einen wirksamen Reiz zu bilden, bzw. wieder regelmäßige Aktionen auszulösen.
δ-Welle	Vorzeitiger, langsamer Aufstrich im Anfangsteil des QRS-Komplexes.
Demandfunktion	Einsetzen der Schrittmacherstimulation erst bei Unterschreiten der Schrittmacherfrequenz, d.h. bei Bedarf.
diskordant	nicht übereinstimmend, entgegengesetzte Ausschlagsrichtung; z.B. wenn T negativ ist bei überwiegend positivem QRS-Komplex.
Extrasystolen	monotop: von einem gemeinsamen Ursprungsort ausgehend. polytop: von verschiedenen Ursprungsorten ausgehend.
Hinterwandinfarkt, Typen	1. Inferiorer Infarkt: Betroffen sind die diaphragmalen Abschnitte des Herzens. Ursache ist ein Verschluß oder eine höhergradige Stenose der rechten Koronararterie. 2. Posteriorer Infarkt: Er betrifft strikt posteriore Abschnitte des linken Ventrikels und ist durch einen Verschluß oder eine höhergradige Stenose im distalen Bereich der rechten Koronararterie bedingt (z.B. Ramus interventricularis oder atrioventricularis posterior bei Rechtsversorgungstyp). 3. Inferioposteriorer Infarkt: Außer diaphragmalen Abschnitten sind auch posteriore Abschnitte des linken Ventrikels betroffen. Zugrunde liegt ein Verschluß oder eine höhergradige Stenose der rechten Koronararterie bei Rechtsversorgungstyp. 4. Posterolateraler Infarkt: Betroffen sind laterale und posteriore Abschnitte des linken Ventrikels. Zugrunde liegt eine höhergradige

	Stenose oder ein Verschluß des Ramus circumflexus der linken Koronararterie.
Impulsbreite	Impulsdauer; Dauer des Schrittmacherimpulses.
Impulsintervall	Intervall zwischen zwei Schrittmacherimpulsen.
Kerbungen	apikale Formunregelmäßigkeiten
LAH	linksanteriorer Hemiblock
LGL-Syndrom	Lown-Ganong-Levine-Syndrom
LSB	Linksschenkelblock: Störung der Erregungsleitung im linken Tawara-Schenkel.

Lown-Klassifikation der ventrikulären Extrasystolie:

> Grad 0: keine VES
> Grad 1: weniger als 30 VES/Stunde
> Grad 2: mehr als 30 VES/Stunde
> Grad 3a: polytope VES
> Grad 3b: ventrikulärer Bigeminus
> Grad 4a: VES-Paare (Couplets)
> Grad 4b: Salven von mehr als 3 zusammenhängenden VES
> Grad 5: R auf T-Phänomen

OUP	Oberer Umschlagpunkt: Beginn der endgültigen Negativitätsbewegung. Gemessen wird die Zeit vom Beginn des QRS-Komplexes bis zum oberen Umschlagpunkt. Normalwert V1 - V2: bis 0,03 s, V5 - V6: 0,055 s. Basisnahe Kerbungen im absteigenden Schenkel von R werden nicht berücksichtigt. Mit Hilfe des OUP kann eine Erregungsverspätung bzw. eine ungleichmäßige Erregungsausbreitung in den Kammern im Sinne eines Schenkelblocks näher analysiert werden.
Q-Zacke	pathologische: Amplitude der Q-Zacke mindestens 1/4 der höchsten R-Zacke in den Standardableitungen; Breite mindestens 0,04 s.
Rieseninfarkt	Er ist bedingt durch einen Verschluß oder eine höhergradige Stenose des Stammes der linken Koronararterie beim Linksversorgungstyp. Betroffen sind somit die inferioposteriore Hinterwand, die Vorderwand und die Anterolateralwand. Häufig kommt es gleichzeitig zu einer Septuminfarzierung.
RSB	Rechtsschenkelblock: Störung der Erregungsleitung im rechten Tawara-Schenkel.
SA-Block	sinuatrialer Block
Schrittmacherstimulationsarten	
	VVI-Typ: R-Zacken-inhibierter, ventrikelstimulierender Schrittmacher; heutiger StandardSchrittmacher.
	V00-Typ: starrfrequent arbeitender Schrittmacher ohne Demandfunktion

	Sequentieller Schrittmacher: Bifokaler Schrittmacher; Vorhöfe und Kammern werden nacheinander über zwei verschiedene Elektroden stimuliert (z.B. DDD-Typ: Detektion auf Vorhof- und Ventrikelebene und Stimulation auf Vorhof- und Ventrikelebene möglich).
Septuminfarkte	Isolierte Septuminfarkte sind selten. Meist treten sie begleitend bei Vorder- oder Hinterwandinfarkt auf.
SVES	supraventrikuläre Extrasystole
Tachykardie	Herzfrequenz beträgt mehr als 100 Schläge pro Minute
VES	ventrikuläre Extrasystole
Vorderwandinfarkt, Typen	1. Vorderwandspitzeninfarkt: Betrifft die Vorderwand des linken Ventrikels und die vorderen Abschnitte des Ventrikelseptums. Auch der vordere Papillarmuskel kann mit betroffen sein. Ursache ist ein Verschluß des Anfangsteils des Ramus interventricularis anterior. 2. Anteroseptaler Vorderwandinfarkt und anterolateraler Infarkt: Betroffen sind die vorderen Septumabschnitte mit mehr oder weniger ausgeprägter Ausdehnung nach links lateral. Zugrunde liegt ein Verschluß von Diagonalästen oder ein Verschluß von Mittel- oder Endteil des Ramus interventricularis anterior. Ein Anterolateralinfarkt kann auch durch einen Verschluß eines Seitenastes des Ramus circumflexus bedingt sein.
WPW-Syndrom	Wolff-Parkinson-White-Syndrom

Sachwortverzeichnis

Arrhythmie, absolute 12, 44, 100, 130
- respiratorische 16
AV-Block, I. Grades 58, 80, 84, 96, 98
- III. Grades 76, 108, 116

Bigeminus 36, 120

EKG, normaler Kurvenverlauf 10, 16, 26, 40, 62, 66, 142
- bei Digitalismedikation 28, 144
Extrasystolie, supraventrikuläre 80, 134, 144, 148
- ventrikuläre 32, 36, 96, 106, 120, 122, 132
- Vorhof- 20

Hemiblock, linksanteriorer 12, 60, 68, 118, 124
Herzinfarkt, anterolateraler 88, 126
- anteroseptaler 18, 74, 80, 118, 148
- inferiorer 50, 88, 90, 110, 122, 138
Hinterwandinfarkt 50, 88, 90, 110, 122, 138

Kammerersatzrhythmus 76
Kammerflattern 112
Koronarinsuffizienz 14, 64

LGL-Syndrom 24
Linksherzhypertrophie 84, 98, 106, 128, 132
Linksschenkelblock, inkompletter 12, 50
- intermittierender 148
- kompletter 38, 86, 102

Niedervoltage 70

P-dextroatriale 132
Perikarditis 42, 56
P-sinistroatriale 84

Rechtsschenkelblock, inkompletter 30, 54, 116
- kompletter 22, 34, 46, 60, 68, 78, 104, 120, 122

Schrittmacher-EKG 92, 114, 140
Sinusbradykardie 26, 40, 58, 94
Sinustachykardie 32, 48, 74, 82, 96, 148

Vagotonie 26
Vorderwandinfarkt 18, 72, 74, 80, 146
Vorhofflimmern 12, 44, 100, 130

WPW-Syndrom 52, 106, 136

Elektrokardiographie

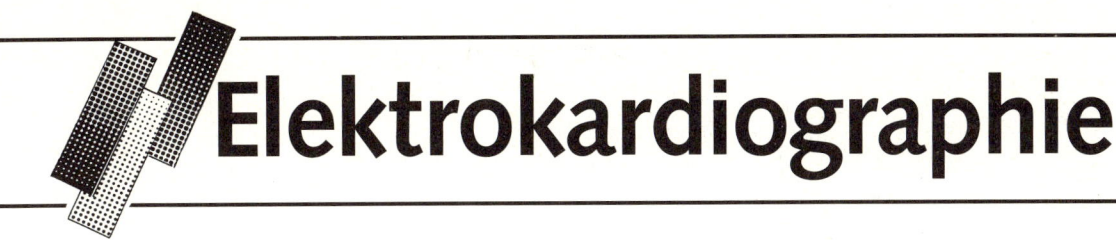

Meyer-Hofmann/Kantschew
Einführung in die praktische Elektrokardiographie

Ein Leitfaden für Medizinstudenten und Ärzte

3., überarb. u. erw. Aufl. 1986. XII, 278 S., 236 Abb., 25 Tab., kt. DM 24,80

Aus der Vielzahl der EKG-Bücher hebt sich dieses Werk durch seine besondere didaktische und bildliche Konzeption hervor. Die dritte überarbeitete Auflage ist wiederum so aufgebaut, daß der Leser fortschreitend sein optisches Unterscheidungsvermögen differenzieren und steigern kann und damit seine diagnostische Sicherheit vertieft. Außerdem wurde ein umfangreiches Kapitel über Infarkt-Diagnostik und Vorbeugung von Reinfarkt mit einbezogen.
Der Schwerpunkt liegt gemäß der Konzeption in der Darstellung von Prinzipien und Schemata. Die Abbildungen originaler EKG-Kurven wurden durch knappe Texte (theoretische Hinweise) ergänzt. Aufgrund der stark optisch orientierten und geschickten didaktischen Darstellung ist es ein ideales kurzgefaßtes Kompendium für Studenten, Assistenzärzte und ein willkommenes Nachschlagewerk für praktische Ärzte.

Wehr
Praktische Elektrokardiographie und Elektrophysiologie des Herzens

Ein diagnostischer und therapeutischer Leitfaden für Studenten und Ärzte

1988. X, 207 S., 166 Abb., 10 Tab., kt. DM 39,–

Zur Diagnostik, Therapie und prognostischen Beurteilung von Herzrhythmusstörungen vermittelt dieses Buch die für die tägliche Praxis relevanten Kenntnisse. Basierend auf Erfahrungen aus seiner mehrjährigen Unterrichtstätigkeit im Bereich Elektrokardiographie stellt der Autor neben bekannten elektrokardiographischen Fakten auch die in den letzten 20 Jahren mittels moderner Techniken erarbeiteten Ergebnisse rhythmologischer Forschung in einer für den angehenden Kardiologen verständlichen Form dar.
Die praxisbezogenen anatomischen, elektrophysiologischen und elektrokardiographischen Grundlagen sind in den einleitenden Kapiteln zusammengefaßt und tragen mit dazu bei, das Verständnis der kardialen Arrhythmien zu erleichtern.

Preisänderungen vorbehalten.

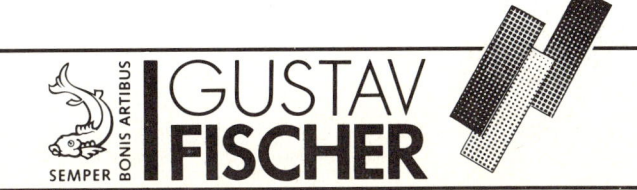

GUSTAV FISCHER
SEMPER BONIS ARTIBUS

Ein klarer Fall...
mit Jungjohann

Gupta
100 Fälle zur mündlichen Prüfung
am Krankenbett oder in der Ambulanz
1988. 158 S., kt. DM 24,80

Gillmer/Gordon/Sever/Steer
100 Fälle aus der Praktischen Medizin
zur Vorbereitung auf mündliche Prüfungen in Chirurgie, Innere Medizin und Gynäkologie und Geburtshilfe
3. Aufl. 1988. 268 S., kt. DM 26,80

Küttler
80 Fälle Innere Medizin
zur Vorbereitung auf mündliche Prüfungen mit praxisnahen Fragen und ausführlichen Kommentaren
2. Aufl. 1990. 404 S., 20 Abb., kt. DM 34,80

Pilgramm
55 Fälle aus der praktischen HNO
1984. 228 S., 94 Abb., kt. DM 24,80

Reifenhäuser/Liedtke
80 Fälle aus der Pädiatrie
mit praxisnahen Fragen und ausführlichen Kommentaren
1988. 213 S., kt. DM 26,80

Beyer/Pervan
50 Fälle aus Gynäkologie und Geburtshilfe
zur Vorbereitung auf mündliche Prüfungen mit praxisnahen Fragen und ausführlichen Kommentaren
1990. 210 S., kt. DM 26,80

Die **Jungjohann Fallsammlungen** bieten die Möglichkeit, sich am konkreten Fall unter Angabe aller wichtigen Befunde auf typische Krankheitsbilder des jeweiligen Faches vorzubereiten:

- praxisorientiert
- klare und übersichtliche Gliederung der Beispiele
- Angaben zu körperlichem Befund und Laborwerten
- Abbildungen von EKG-, Röntgen-, CT- und Sonographiebefunden
- Diagnosen und Differentialdiagnosen mit Erläuterung der Symptome
- Therapievorschläge nach aktuellem Stand.

Besonders geeignet zum Lernen und Üben von Diagnosestellung und differentialdiagnostischen Überlegungen für:

- Medizinstudenten und Studenten im PJ zur Vorbereitung der mündlichen Prüfung von 2. und 3. Teil des Staatsexamen
- AiPs und Assistenzärzte.

Preisänderungen vorbehalten

Jungjohann Verlagsgesellschaft